통증
제로
홈트

신체나이 10살 젊어지는
부위별 스트레칭

통증
제로
홈트

김수연 지음

이덴슬리벨

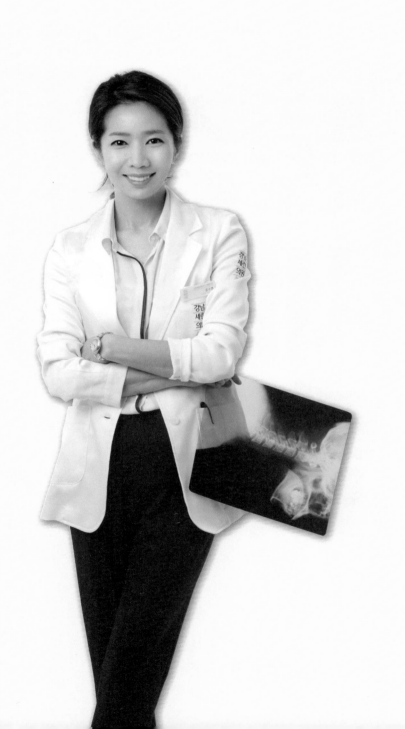

"운동? 그게 무슨 치료야?"라고
생각하는 당신에게

의대 재학 시절, 나는 이유 없는 허리 통증으로 도서관과 집에서 울기도 참 많이 울었다. 해야 할 공부는 끝이 없는데 1시간만 앉아 있어도 허리가 끊어질 듯 아팠다. 병원에서 교수님께 치료를 받았지만 항상 결과는 "별 이상 없다."라는 것이었고, 그럴수록 나는 '평생을 이렇게 살아야 하나'라는 생각에 더욱 우울하고 두려웠다.

그렇게 도서관에서 견디고 또 견디다가 도저히 참을 수 없는 상황이 되면 누워서 쉬어야겠다는 생각에 20분 정도 거리에 있는 하숙집까지 걸어가곤 했다. 그런데 하숙집에 도착할 즈음엔 그토록 괴롭던 허리 통증이 사라져 집에서 공부를 할 수 있었다.

'도서관 병인가?' 하는 얼토당토않은 생각을 할 정도로, 도서관에 앉아 있을 때 그토록 아팠던 허리가 하숙집에 도착하면 오히려 개운해졌다.

'내가 뭘 한 거지? 걸어온 것밖에 없는데……'

순간 내 머릿속에는 앉아 있을 때 사용되는 근육과 서거나 걸을 때 사용되는 근육이 떠올랐다. 열심히 해부학 책을 찾아봤지만 그때만 해도 무슨 연관성이 있는지 잘 몰랐다. 그러나 내 몸에서 일어난 '걸으면 해소되는 허리 통증'을 스스로 개선하기로 하고 매일 열심히 걷기 시작했다.

그리고 몸을 움직이는 것에 대한 공부를 하면 할수록 신기하고 놀라운 경험을 하며 나는 점차 운동 마니아가 되었다.

의대 다니며 날마다 수영, 헬스를 하고, 졸업 후 요가, 필라테스를 섭렵했다. 한국에서 요가나 필라테스가 생소했을 때라 책과 비디오테이프를 열심히 탐독했다. 주말마다 등산과 사이클을 하고 날마다 하루 3시간씩 운동하며 야간 응급실 당직을 도맡아 하면서도 지치지 않는 체력을 과시했다.

그런데 어느 날 잠잠하던 허리 통증이 스멀스멀 되살아났다. 이상했다. 그토록 열심히 운동을 하는데 왜 통증이 생기는지, 무언가 잘못됐음을 직감하고 모든 운동을 중단했다. 몸이 근질거릴 땐 가벼운 스트레칭만 하고 본격적인 공부를 시작했다. 기능적 움직임(Functional Movement)에 대한 이론을 바탕으로 치료하기 위한 경험이 필요했다(당시만 해도 국내에 이 분야에 임상의사가 많지 않았다). 해외를 마다 않고 관련학회를 찾아다니며 실제로 많은 사람이 해결되지 않는 만성 근골격계 통증에 시달리며, 그로 인해 삶의 질이 현저히 떨어지고 있음을 알게 되었다. 이미 유럽을 비롯한 대부분의 나라에서는 수술은 반드시 필요한 경우 외에는 하지 않았고, 클리닉에서는 주사나 약 처방도 거의 하지 않았다. 미국의 존스 홉킨스 병원에서 나와 같은 허리 통증으로 진료 받은 한 환자의 처방전에는 "Therapeutic Exercise(치료적 운동 요함)"이라고만 적혀 있었다. 물론 약이나 주사 처방 없이.

같은 의사로서 전혀 다른 처방을 하는 걸 보며 이상하기도 했고, 이들은 무언가 다른 걸 알고 있는 건 아닌지 궁금했다. 내가 배운 대로라면, 근골격계 통증에는 우선 '소염진통제 + 근이완제 + 소화제' 3종 세트를 처방하고, 환자가 원하면 국소 부위 주사를 놔 주고, 물리치료를 받도록 권유한다. 물론 "아프면 다시 오시라."는 말과 함께.

치료적 운동(Therapeutic Exercise)에 대해 알고는 있었지만, 환자에게 적용시키려면 내가 직접 해 봐야겠다는 생각에 이전과는 다른 마음가짐으로 운동을 배웠다.

심부근육, 자세근육, 대근육, 지근과 속근……. 이들의 사용법과 사용량, 기능 손상 유무에 따라 아프기도 하고 건강하기도 하고, 또 단거리 육상선수처럼 근육질 몸이 되기도 하고 발레리나처럼 가늘고 탄탄한 몸이 되기도 한다니 신기하지 않은가.

아름답고 건강한 몸! 바로 그것이었다. 나는 환자에게 주사와 약을 주기적으로 처방하는 대신, 평생 아름답고 건강한 몸을 갖도록 만드는 의사가 되리라 결심했다. 성경에 이런 말이 있다.

"하나님이 자기 형상 곧 하나님의 형상대로 사람을 창조하시되 남자와 여자를 창조하시고……. (중략) 지으신 모든 것을 보시니 보시기에 심히 좋았더라.(창세기 1장 27~31절)"
사람이 얼마나 아름답게 만들어졌기에 신이 보고 "심히 좋았다"고 하셨을까.

지금 현대인의 모습이 과연 아름다운가? 물론 누구나 "아니요."라고 답할 것이다. 바르고 아름다운 것은 본래 기능을 회복하는 것이고, 그렇다면 고통(통증)이 사라지는 것은 당연하다.
누가 봐도 아름다운 몸을 만들고 통증에서 해방되길 원한다면 바로 지금부터 시작하자. 이 책에 나오는 하루 15분의 운동은 강남세란의원 운동치료실에서 환자들이 직접 하고 있는 것들 중 쉽고 효과적인 것들을 사례별, 증상별로 모은 것이다. 하루 15분, 건강하고 아름다운 몸을 만드는 소중한 시간으로 만들어 보자.

서초동 진료실에서
김수연

Contents

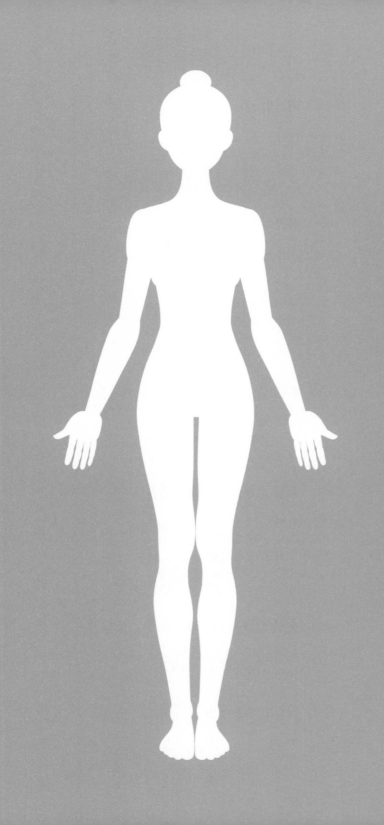

10살 젊어지는
바른 자세

바른 자세만으로
신체나이를 되돌릴 수 있다!

우리 몸은 습관의 결과물이다. 늘 자리에 앉아서 목을 있는 대로 빼고 꾸부정한 자세로, 다리까지 꼰 채 일한다면, 일자목과 말린 어깨, 굽은 등 그리고 척추 디스크로 인한 통증이 찾아오는 것은 시간문제다. 한쪽 다리에 무게 중심을 둔 채 삐딱한 자세로 서 있거나, 늘 배를 내밀고 서 있다면 골반과 무릎, 허리 통증이 찾아오는 것도 시간문제다.

걷는 자세도 마찬가지다. 발목의 스냅을 이용해 발뒤꿈치부터 시작해 엄지발가락으로 치고 나가듯이 걷는 대신, '쿵쿵' 발바닥 전체로 도장 찍듯이 걷는다면 무릎과 발목이 성할 날이 없다.

자는 자세도 중요하다. 늘 한쪽 팔을 베고 자는 버릇이 있다면 한쪽 턱이 눌려 부정교합이 생기고 몸은 몸대로 한쪽으로 틀어져 한쪽 어깨와 팔이 저리고 아파올 것이다.

바르게 서고 걷고 앉고 자는 것은 우리 몸의 균형을 바로잡아 통증이나 질병이 생기지 않도록 하는 가장 기본적인 건강 관리다. 몸은 306개의 뼛조각으로 이루어진 도미노와 같다. 어디 하나만 틀어져도 몸 전체가 균형을 잃고 무너진다. 턱관절 부정 교합으로 인해 골반이 틀어지거나 무릎 관절의 각도가 달라지고, 일자목이 되면서 어깨와 팔 근육이 틀어지기도 한다.

'바른 자세'라고 하면, 너무 추상적인 말로 들릴지도 모른다. '편한 게 최고지!'라며 코웃음을 치는 이도 있을 것이다. 하지만 내 몸을 사랑한다면, 내 몸에 대해 알아야 한다. 자세만 바르게 해도 균형 잡힌 몸이 되고 신체 곳곳에서 일어나는 노화를 막을 수 있다. 너무 늦었다고 생각할 때가 가장 빠른 때란 말이 있다. 신체나이를 되돌리는 데 있어 '너무 늦은 때'란 없다. 지금 내 자세부터 짚어 보고 바른 자세를 갖기 위해 노력하자.

몸은 삶의 기록이다. 어떤 습관을 가지고 일상을 사느냐에 따라, 신체나이를 열 살 더 먹을 수도 있고, 열 살 줄일 수도 있다. 바른 자세와 잘못된 자세, 지금부터 살펴보자.

바르게 서기(Standing)

목을 세워 척추와 일직선이 되도록 하고, 턱은 조금 뒤쪽으로 잡아당긴다. 양쪽 다리에 균형 있게 체중이 실리도록 발 폭을 살짝 벌려 조절하고, 무릎이 뒤로 빠지거나 바깥쪽이나 안쪽으로 휘어지지 않도록 한다.

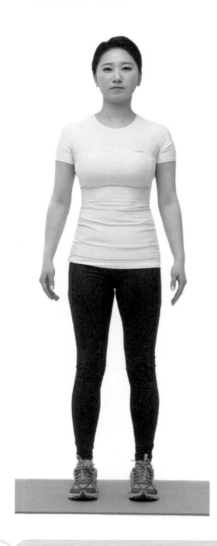
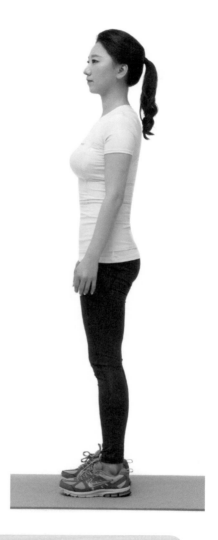

Tip 1. 몸통이 앞으로 기울어지지 않도록 엉덩이를 힘껏 조인다. 이때 복근과 허벅지 근육이 자극을 받아 바른 자세가 만들어진다.

바르지 않은 자세

"한쪽 다리에 무게 중심을 두고 삐딱하게 서는 자세나
등을 구부리고 배를 내밀고 서지 않도록 한다."

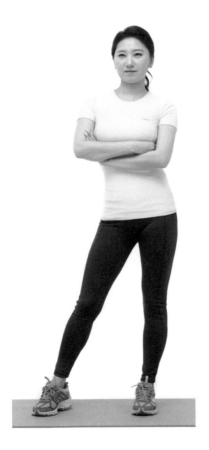
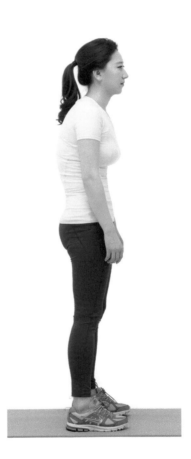

바르게 걷기(Walking)

걸을 때 귀와 목, 어깨가 일직선이 되도록 한다. 눈은 전방 15도 각도 위를 바라보고, 턱을 아래로 당긴다. 어깨에 너무 힘이 들어가지 않도록 하고, 팔은 앞으로 나가는 발과 반대편 팔이 함께 나가도록 한다. 발목과 발바닥의 움직임이 중요한데, 발목의 힘을 빼고 자연스러운 상태에서 발뒤꿈치부터 땅에 닿기 시작해 엄지 발가락이 맨 마지막에 닿고 난 뒤 다음 발걸음을 옮기도록 한다.

Tip

1. 발뒤꿈치부터 시작하여 발바닥이 전부 지면에 닿도록 걷는다.
2. 머리 위에서 정수리 부위를 누군가 잡아당기듯 어깨와 골반의 위치가 직선을 이루도록 한다.
3. 발보다 몸이 앞서 나가지 않도록 한다.
4. 몸통이 좌우로 부드럽게 회전운동을 하여 팔이 앞뒤로 자연스럽게 움직인다.

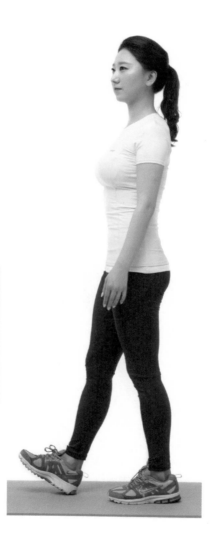

바르지 않은 자세

$\times$

"발보다 몸이 먼저 나가지 않도록 한다."

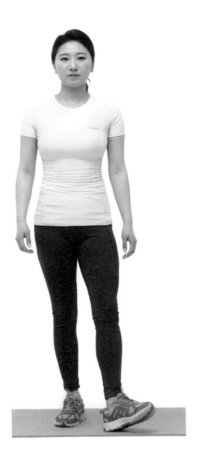
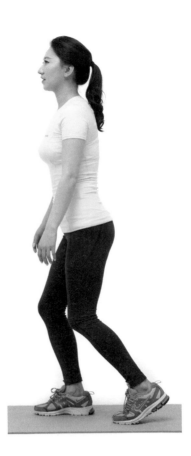

바르게 **앉기**(Sitting)

앉아서 보내는 시간이 많은 현대인에게 바르게 앉는 자세는 매우 중요하다. 정면을 응시하고 턱을 뒤로 살짝 잡아당기고 어깨가 안쪽으로 말리지 않도록 주의하며 어깨에 힘을 뺀다. 엉덩이를 의자 안쪽으로 최대한 붙이고, 골반과 가슴, 머리의 위치를 조정해 척추의 곡선이 자연스럽게 유지되게 한다. 등을 기대어 척추가 등받이에서 떨어지지 않도록 하며, 척추 중간 부위에 쿠션을 두고 기대 앉는다. 컴퓨터 작업을 할 때에는 모니터 위치를 눈높이와 같게 조절한다.

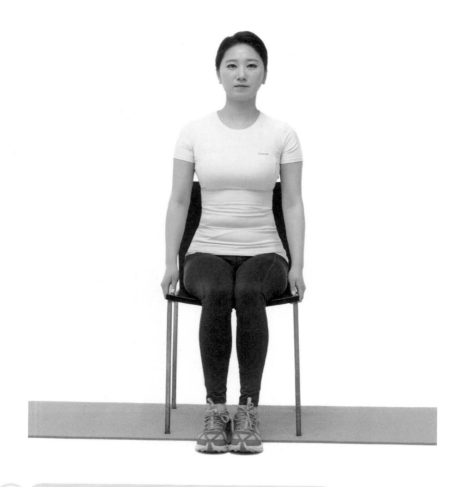

Tip 1. 등받이가 있는 의자에 엉덩이부터 허리까지 밀착시켜 앉는다.

바르지 않은 자세

"앉을 때 등받이에 허리를 밀착시키지 않고 기대어 앉거나
등을 구부리고 목을 내밀지 않도록 한다."

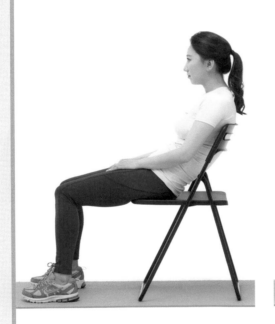
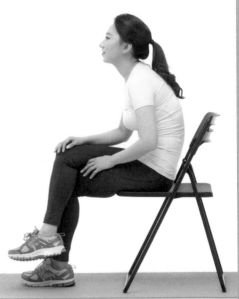

바르게 **자기**(Sleeping)

천장을 바라보고 바르게 누워 몸이 일직선이 되게 한다. 이때 베개는 목과 머리를 지탱할 수 있도록 한다. 옆으로 누워 잘 때는 베개가 어깨 높이와 같도록 하고, 두 무릎 사이에 베개를 끼워 엉덩이가 틀어지지 않도록 한다. 혹은 다른 베개를 허리 부위에 끼워 골반과 갈비뼈가 균형을 이루도록 한다.

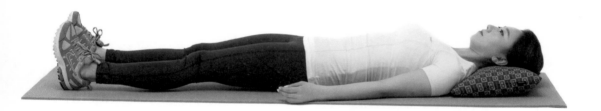

Tip
1. 옆으로 누워 자거나 엎드려 자는 습관은 건강에 좋지 않다.
2. 반듯하게 누워 자되 너무 높은 베개를 사용하는 습관은 일자목의 원인이 되며 목 주름이 짙어진다. 반대로 너무 낮은 베개를 사용하면 목 뼈의 C자 곡선을 지지하지 못해 목과 어깨에 통증이 생길 수 있다.

바르지 않은 자세

"팔을 베고 옆으로 눕거나
엎드려 자지 않도록 한다."

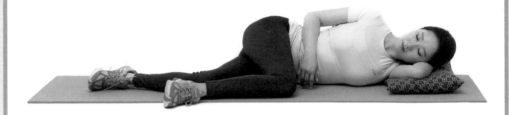

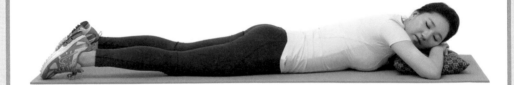

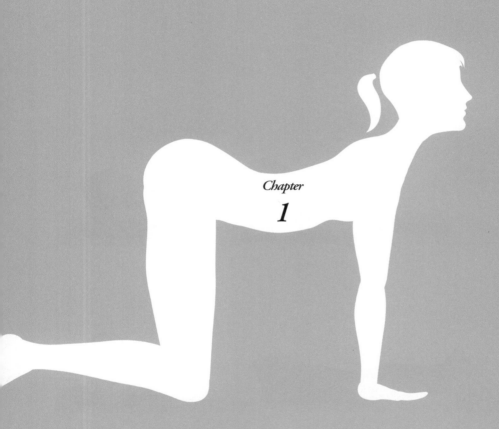

Chapter

1

허리와 골반
통증 ZERO 홈트

01 ⟩ 조금만 걸어도 허리가 아파요!

이른 아침 출근하다 보면, 부지런히 걷기 운동을 하는 사람들을 흔히 보게 된다. 하지만 잘못된 보행 습관을 가지고 있으면 걷기 운동을 꾸준히 해도 건강해지기 힘들다. 자신의 몸 상태를 알고, 아픈 곳에 부담을 주지 않는 운동을 해야 한다.

한번은 사십 대 후반의 여성이 진료실을 찾아왔다. 그녀는 수영, 웨이트 트레이닝, 에어로빅, 등산 등 안 해 본 운동이 없었다.

"운동을 무척 좋아하시나 봐요." 하고 내가 묻자, 뜻밖의 대답이 돌아왔다.

"허리가 아파서요."

"허리가 아픈데 등산까지 하신다고요?"

"오랫동안 수영을 하다가 수영장이 내부 수리로 인해 잠시 문을 닫아 등산을 시작했어요. 그런데 등산할 때는 좋은데, 이튿날 잠자리에서 일어나지 못할 정도로 허리 통증이 심해요."

'내 과거의 모습이군. 대근육을 무리하게 사용하면 생기는 통증인데……'

그녀는 등산으로 인해 허리가 더 아픈 것인지도 모른 채, 등산을 계속했다고 한다. 허리가 아파 정형외과를 찾았지만 특별한 이상이 없다며 "운동 하세요!"라는 소리만 듣고 왔다고. 워낙 운동 마니아라 건강만큼은 자신 있는데, 왜 허리가 아픈지 모르겠다며 답답해했다. 바른 걸음걸이로 걷기 운동을 했다면 치료되는 것을, 잘못된 걸음걸이로 걸으니 안 걷느니만 못하게 통증이 더 악화되고 만 것이다.

건강에 대한 자신감은 전반적인 검사를 하는 동안에도 드러났다. '어디 검사할 테면 해 봐'라고 말하듯, 검사하는 동안 어깨에 힘을 줘 지나치게 가슴을 펴고, 허리를 꼿꼿이 편 뒤 턱을 들고 눈은 아래를 향하고 있었다. 그러나 아무리 온몸에 힘을 주고 똑바로 서도 그 골격을 연결하는 자세 근육이 엉망이면 소용이 없다. 그녀는 보행 자세는 물론 서 있는 자세도 허리에 통증이 생길 수밖에 없을 정도로 잘못돼 있었다. 걸을 때 발목 스냅을 이용하지 않고, 무릎 관절에만 힘을 주어 걸었다. 서 있을 때도 구부정한 자세를 취하지 않기 위해 어깨와 턱에 과하게 힘을 주는데, 이로 인해 허리에 무리가 갔다.

"무릎은 아프지 않았어요?"

"그러고 보니 무릎도 아팠어요. 허리가 워낙 아프니 무릎은 그러려니 했죠."

"보행 교육부터 다시 받으셔야겠어요."

"이 나이에 걸음마 연습을 하라고요?"

Doctor's talk

바른 보행 vs 잘못된 보행

건강에 좋다는 이유로 걷기 열풍이 거세다. 그런데 걸음걸이를 보면 제각각이다. 무게 중심을 앞에 두고 쏟아지듯 걷는 사람, 배를 내밀어 골반이 제일 먼저 앞으로 나가는 사람, 한쪽 발이 유독 밖으로 향하는 사람, 한쪽 어깨만 들썩이는 사람 등. 걸을 때는 다리만 움직이는 게 아니라 온몸의 뼈가 다 움직인다. 바른 보행은 내가 의도적으로 만들어내는 것이 아니라, 자연스럽게 이루어져야 한다. 바르게 서기도 마찬가지다. 그러기 위해서는 바르게 서고 걷는데 필요한 근육을 발달시켜야 한다. 근육이 정상적으로 일하지 않으면 운동은 그저 스트레스를 주는 노동일 뿐이다.

보행 습관을 바로잡지 않으면, 몸의 균형은 계속 틀어지고 허리와 무릎에 통증이 생길 수밖에 없다. 걸음걸이는 의학적으로 굉장히 정교하고 복잡한 메커니즘에 의해 이루어진다. 발뒤꿈치부터 땅에 닿아서 엄지발가락이 차고 나가 다음 걸음으로 이어져야 한다. 그런데 발목의 스냅을 이용하지 않고 걷다 보니 보행이 아닌 이동이 이루어진 셈이다.

허리 통증은 요추 근육이 과도하게 긴장되어 생겼다. 그래서 바르게 걷기와 바른 자세를 만들기 위한 근육을 발달시켜 주고, 수축된 근육을 이완시키는 운동을 처방했다. 일반적으로 운동이라고 하면 땀을 뻘뻘 흘리는 유산소 운동이나 무거운 바벨을 드는 근력 운동을 떠올리지만, 자기 체중을 이용한 맨손 스트레칭이 몸에는 훨씬 이롭다. 전체적인 순환을 돕고, 근육을 이완시켜 몸을 유연하게 하기 때문이다.

요추 근육을 풀어 주는 운동

고양이 스트레칭

방법: 1. 무릎을 구부리고 엎드린 상태에서 양팔을 어깨너비, 무릎은 골반너비로 벌려
      기어가는 자세를 만든다.

     2. 시선은 배꼽을 보면서 등을 위로 말아 올리고 발등은 바닥을 꾹 눌러 준다.

    ※ 이때 엉덩이가 뒤로 밀리지 않도록 한다.

     3. 5초씩 10회 반복한다.

효과: 허리 근육이 이완되어 유연성을 길러 주며 허리 통증 완화에 효과적인 운동이다.

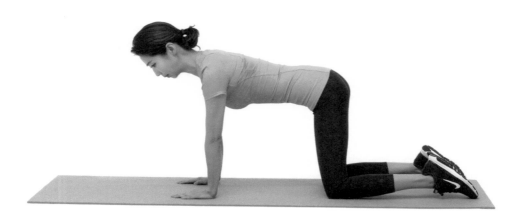

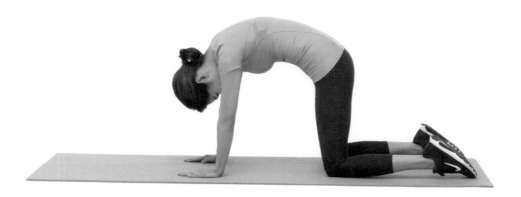

다리 벌리고 서서 상체 숙이기

방법: 1. 정면을 바라보고 서서 양발을 어깨너비보다 넓게 벌린다.

2. 엉덩이를 뒤로 밀며 상체를 앞으로 숙인다.

※ 이때 허리가 구부러지지 않도록 주의한다.

3. 10초씩 10회 반복한다.

효과: 허벅지 뒤쪽과 고관절 근육을 이완시켜 주는 운동이다.

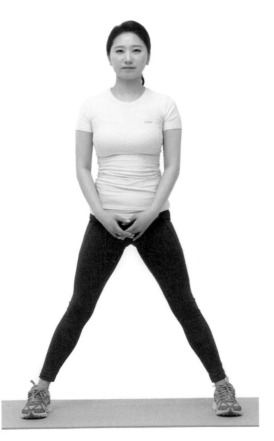

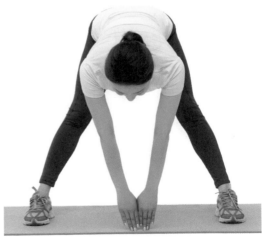

요추 근육을 풀어 주는 운동

전신 늘이기

방법: 1. 손가락은 깍지를 끼고 팔을 위로 높게 뻗는다.

2. 다리가 교차되도록 앞 뒤로 놓을 때 무릎이 구부러지지 않도록 한다.

3. 앞쪽에 놓인 다리와 대각선 방향으로 팔을 쭉 뻗어 옆구리를 늘여준다.

※ 이때 상체를 지나치게 앞으로 숙이지 않도록 주의하며 전신을 기지개 켜듯 늘여준다.

4. 10초씩 10회 반복한다.

효과: 허리 주변 근육과 함께 고관절 외측 근육, 어깨 근육을 늘려 주는 전신 이완 운동이다.

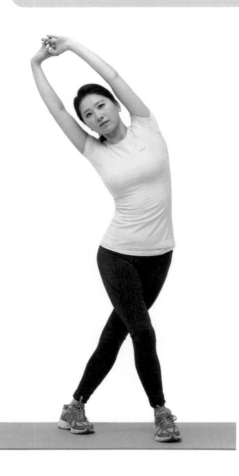
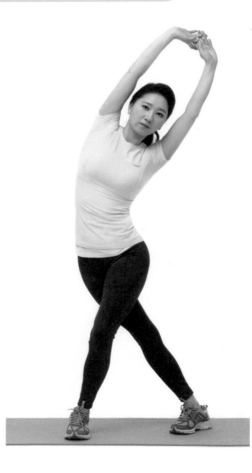

엉덩이 들어 올리기

방법: 1. 누운 상태에서 무릎을 세운 뒤 양발을 골반너비로 벌린다.

2. 손바닥으로 바닥을 눌러 주어 상체를 고정시킨다.

3. 발뒤꿈치로 바닥을 누르며 엉덩이를 조이며 천천히 위로 들어올린다.

4. 들어 올린 상태를 10초 동안 유지한 뒤 등-허리-엉덩이 순으로 천천히 내려온다.

※ 이때 허리가 지나치게 꺾이지 않도록 주의한다.

5. 10초씩 20회 반복한다.

효과: 골반의 안정성을 높이고 엉덩이와 허벅지 뒤쪽 근육을 강화시키는 운동이다.

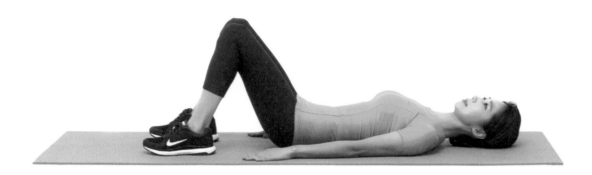

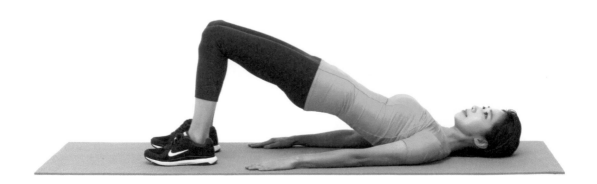

요추 힘을 키우는 운동

공을 이용한 엉덩이 들어 올리기

방법: 1. 누운 상태에서 무릎을 세운 뒤 양발을 골반너비로 벌린다.

2. 손바닥으로 바닥을 눌러 주어 상체를 고정시킨다.

3. 무릎 사이에 있는 공을 조여 주며 엉덩이-허리 순으로 들어올린다.

※ 이때 무릎 안쪽을 조이고 엉덩이는 들어올린다.

4. 10초씩 20회 반복한다.

효과: 엉덩이 근육과 허벅지 근육을 함께 강화시켜 주며, 골반 안정성을 높이는 운동이다.

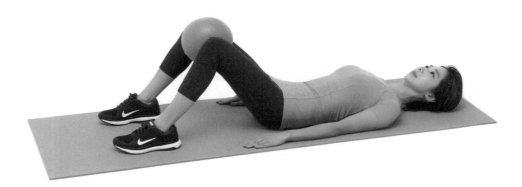

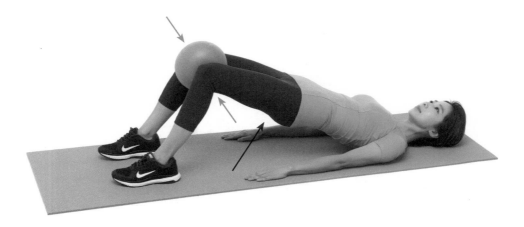

엎드려 상체 들기

방법: 1. 어깨너비로 팔을 벌리고 엎드린다.

     2. 손바닥과 팔꿈치로 바닥을 눌러 주며 상체를 들어올린다. 이때 엉덩이를 조이며 상체를 들어 스핑크스 자세를 유지한다.

     3. 팔꿈치는 90도 각도가 되도록 하고 어깨에 지나치게 힘이 들어가지 않도록 한다.

     ※ 이때 골반이 바닥을 누르면서 엉덩이가 조여지도록 해야 한다.

     4. 10초씩 20회 반복한다.

효과: 허리와 등 근육을 강화해 디스크를 예방하는 운동이다.

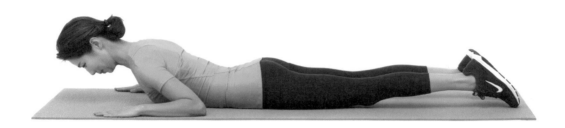

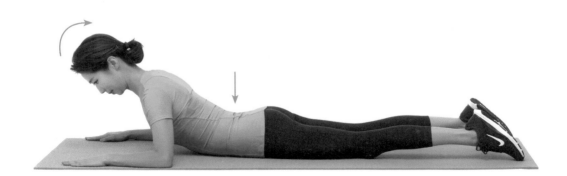

요추와 복근 강화 운동

누워서 다리 올렸다 내리기

방법: 1. 꼬리뼈 주변에 쿠션을 대고 누워 다리를 90도 각도로 들어올린다.

2. 천천히 숨을 내쉬면서 두 다리를 45도 각도까지 내려 그대로 멈췄다가 다시 제자리로 돌아온다.

※ 이때 허리와 상체가 들리지 않도록 한다.

3. 5초씩 10회 2세트 반복한다.

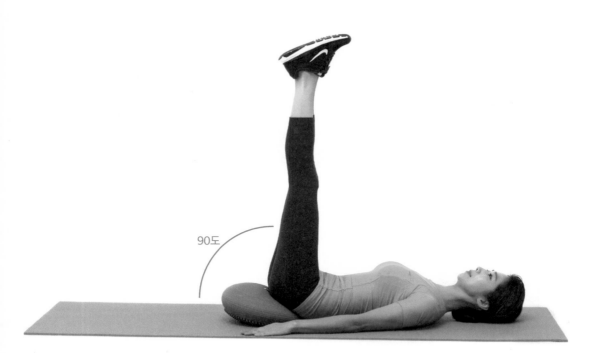

90도

효과: 하복부를 강화하는 운동으로, 쿠션을 대고 하면 허리를 보호할 수 있다.

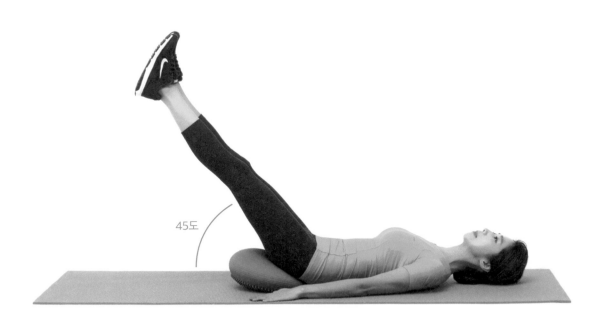

45도

02 치료 시기를 놓치면
건강해질 수 없다!

사십 대 아들이 팔십 넘은 노모를 모시고 진료실에 들어왔다. 요즘은 팔십이 넘어도 정정한 어르신이 많은데, 할머니는 허리가 꾸부정하고 걸음도 제대로 걷지 못했다.

"할머니, 허리가 많이 불편하세요?" 하고 묻자 고개만 끄덕였다. 아들의 성화에 못 이겨 끌려온 듯했다. 그도 그럴 것이 어르신들은 대부분 "내 병은 내가 안다. 괜찮다."라며 자식에게 걱정거리가 되는 걸 싫어하신다. 팔십 평생을 그렇게 자식에게 걱정거리가 되지 않으려 애쓰며 살아오신 어머니로서는 이런 자리가 불편할 게 분명했다. 아들이 입을 열었다.

"제가 외국에 살고 있어서 오랜만에 어머니를 뵈었는데, 거동 자체를 고통스러워하시더라고요. 정형외과에 모시고 갔는데 척추 측만증이라고 합니다."

팔십 대 노령의 측만증 치료라…… 난감했지만, 소위 측만증 전문 병원이라 멀리 대구에서 서울까지 어렵게 오신 게 분명했기에 간단한 검사라도 해야 했다.

검사 결과, 척추관 협착증과 요추 측만증, 디스크는 물론, 골다공증까지 있었다. 골다공증은 뼈의 골밀도가 낮아져서 뼈가 약해지는 질병이다. 여성은 폐경이 되면서 여성 호르몬이 급격히 떨어지는데 이때 골다공증이 많이 발생한다. 골다공증이 심하면 약한 충격에도 골절이 생기기 쉬울 뿐 아니라, 간단한 디스크 시술조차 어려울 수 있다.

수술도 수술 가능성이나 수술 후 회복 가능성을 따져 보고 환자 몸 상태에 따라 결정하듯 운동 치료도 마찬가지다. 할머니 상태는 운동 치료도 불가능했다.

나는 고민 끝에 말했다.

"저희 병원에서는 도와드리기 어렵겠는데요."

할머니는 곧장 자리에서 일어서시더니 "가자!" 하고 역정을 내시며 걷기도 힘든 몸으로 진료실을 나가셨다.

하지만 아들은 충격을 받은 표정으로 내게 호소했다.

"원장님, 어머니가 아파서 잠도 못 주무시는 걸 보면 아들로서 가슴이 너무 아픕니다."

"골다공증이 너무 심하시고, 무엇보다 팔십이 넘은 노령의 나이로 대구에서 이곳까지 적어도 일주일에 두 번씩 치료를 받으러 오시는 것도 무리예요."

아들은 계속 자리를 뜨지 못했다.

"집 가까이에는 치료받을 만한 병원이 없습니다. 정형외과에 가면 수술을 권할 텐데, 팔십이 넘은 나이에 수술을 받는 것도 무리잖아요."

움직이지 않아도 문제, 움직여도 문제니 집에서 조금씩 재활치료를 받는 것밖에는 방법이 없었다. 결국 나는 집에서 받을 수 있는 방문치료를 알아보라고 권했다.

의사가 입버릇처럼 하는 말이지만, 건강은 건강할 때 관리해야 한다. 척추는 더더욱 그렇다. 나이가 들면서 근육과 뼈가 약해지는 것은 당연하다. 하지만 신체나이를 먹지 않는 방법이 있다. 건강할 때 운동으로 관리하는 것이다. 아픈 곳이 있으면 '내 몸은 내가 안다'라고 덮어 두지 말고 전문가에게 도움을 청해 그때그때 치료하는 것이 고령화 시대에 젊게 사는 지혜다.

Doctor's talk

조기 치료가
가족의 행복을 지켜 준다

아이를 낳고 육아에 전념하다 보면 엄마들은 자기 몸 돌볼 새가 없다. 자녀가, 남편이 엄마 건강을 챙길 거라 생각하면 오산이다. 나이 들어 골다공증까지 와서 손쓸 수 없는 상황이 되어 통증을 호소하는 노령의 환자를 볼 때마다 안타까움을 금치 못한다. 자기 몸을 돌보지 않고 가족을 위해 희생하는 대부분의 한국 엄마들이 나이 들면 가족에게 경제적 정신적으로 짐이 되기 때문이다. 그렇기에 건강할 때 관리해야 한다. 그것이 가족의 행복을 지키는 최선의 방법임을 잊지 말자.

다리와 허리 통증 사라지는 운동

한쪽 다리 접고 상체 숙이기

방법: 1. 허리를 곧게 펴고 앉아 오른쪽 다리는 옆으로 하고 왼쪽 다리는 앞으로 접는다. 오른쪽 발끝은
　　　 몸쪽으로 당긴다.

　　　 2. 숨을 내쉬면서 천천히 상체를 숙이며 양손을 앞으로 밀어 준다.

　　　 ※ 이때 발끝을 몸 쪽으로 당기고 무릎 뒤쪽으로 바닥을 눌러 무릎이 구부러지지 않도록 한다.

　　　 3. 10초씩 10회 반복한다.

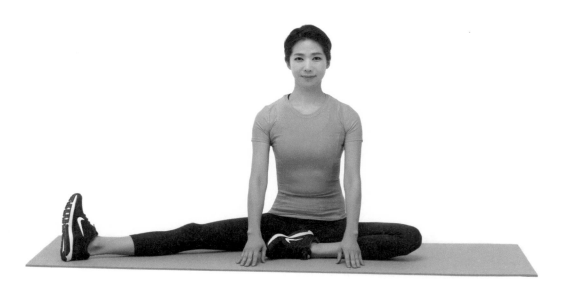

효과: 통증 없는 예쁜 다리를 원한다면 꼭 해야 하는 운동이다. 무릎 뒤쪽과 종아리 안쪽 근육을 이완시켜 무릎 관절을 보호해 관절염을 예방시켜 주며 고관절의 움직임을 원활하게 만들어 준다. 혹 골반이 틀어졌다면 이 운동이 필수다.

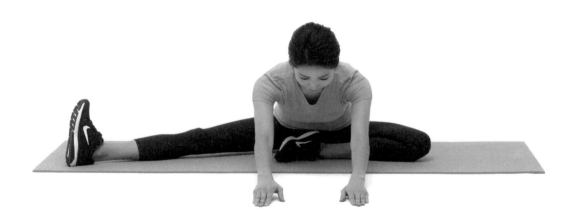

10살 젊어지는 체형 교정 운동

다리와 허리 통증 사라지는 운동

엎드려 한 팔 한 다리 들기(슈퍼맨 자세)

방법: 1. 엎드린 자세에서 양팔을 앞으로 번갈아 뻗는다. 이때 팔과 다리를 교차해 들어 준다.
　　　※ 이때 골반이 좌우로 돌아가지 않도록 엉덩이에 힘을 주어 고정시킨다. 머리가 지나치
　　　　게 들리지 않도록 45도 각도로 유지한다.
　　　2. 양 방향으로 번갈아가며 1회씩 반복하다가 점차 10회씩으로 횟수를 늘린다.

효과: 척추기립근을 강화시켜 주며 등근육과 다리 뒤쪽 근육들도 복합적으로 자극
되는 효과적인 운동이다.

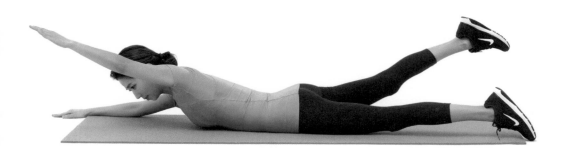

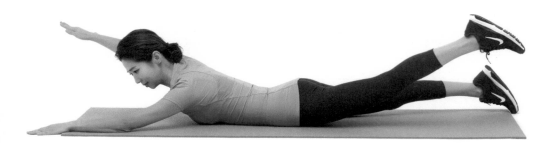

누워서 두 팔로 무릎 당기기

방법: 1. 누운 상태에서 무릎이 직각이 되도록 다리를 들어 올리고, 팔은 머리 위로 뻗는다.

2. 숨을 내쉬면서 양팔로 무릎을 잡아당기고 턱을 허리 쪽으로 당겨 몸을 말아 준다.

※ 이때 몸의 반동으로 일어나지 않도록 주의한다.

3. 5초씩 10회 반복한다.

효과: 허리 근육을 이완시켜 통증을 완화하고 복부 근육이 수축하도록 자극한다.

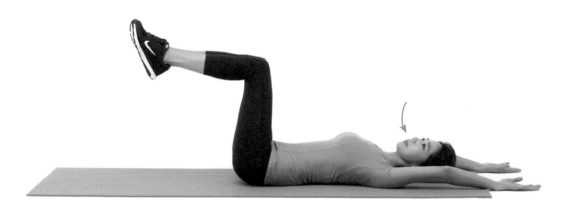

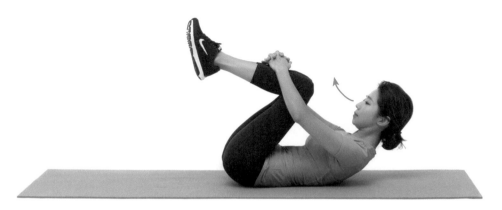

03 디스크가 터졌는데
수술하지 말라고?

   삼십 대 후반의 남자가 진료실 문을 열고 들어왔다. 그의 손에는 다른 병원에서 찍은 MRI CD가 들려 있었다. 그는 고질병인 디스크로 인해 엉덩이와 다리, 허벅지 뒤쪽까지 저려서 정형외과, 신경외과는 물론 대학병원까지 안 가본 병원이 없었다.

   "특별히 많이 아픈 부분이 어디인가요?"

   "허리가 아프고 엉덩이와 다리 뒤쪽이 저립니다. 대학병원에서 디스크가 터졌다며 수술하라고 하더라고요."

   "수술이요?"

   아니다 다를까. MRI를 살펴보니 디스크가 터진 게 보였다.

   "그런데 원장님, 솔직히 저는 운전해서 출퇴근을 하고 직장생활에도 큰 불편함이 없습니다. 수술하면 한참 동안 누워 있어야 할 텐데, 진짜 수술을 받아야 하는 건지 의문입니다. 안 받으면 나중에 큰일 나는 건 아닌지……."

   "수술 안 하셔도 됩니다."

   내 대답에 그가 고개를 갸우뚱하며 되물었다.

   "디스크가 터졌는데 수술을 하지 말라고요?" "네. 수술 안 하고 싶다면서요. 저도 수술 안 하는 게 좋을 것 같습니다."

   그러자 그가 반문했다.

   "그런데 왜 다른 병원에서는 수술하라고 하나요?"

   "그건 그 선생님들의 소견이고, 저는 좀 다릅니다. MRI나 CT 같은 영상의학 자료는 우리가 참고하는 것이고, 가장 중요한 것은 환자의 증상입니다. 일상생활이 가능하고, 엉덩이와 오른쪽 다리 저림 증상 외에는 불편함이 없는데 굳이 수술을 해야 할까요?"

"하지만 디스크가 터졌잖아요."

"그건 시간이 지나면 흡수됩니다."

"흡수된다고요?"

"빨리 흡수되진 않아요. 한 1~2년 걸릴 수도 있죠. 그런데 1~2년 뒤에 다시 MRI를 찍어 보면 다 흡수되고 없을 겁니다."

디스크가 터지면 액체가 흘러나와 주변 조직과 신경에 닿으며 염증 반응을 일으키는데 이때 통증이 심하게 나타나지만 시간이 지나면서 주변 조직에 흡수되고 염증도 사라지기 마련이다.

결국 그는 수술대에 눕는 대신, 운동 치료와 재활 치료를 받기로 결심했다. 물론 환자가 통증을 견디기 힘들어 삶의 질이 떨어진다면, 빨리 낫고 싶은 마음에 수술을 선택할 수도 있다.

내 남동생 역시 이십 년 전 디스크 파열로 대학병원에서 수술을 받기로 결심했다. 당시 남동생은 스무 살, 나는 의대생이었다. 동생은 뜻하지 않은 사고로 인해 4번과 5번 디스크가 터졌고 누워서 꼼짝 못하는 상태였다. 우여곡절 끝에 수술 예약을 취소했고 1년간 운동과 재활 치료를 하면서 디스크가 다 흡수되어 전보다 더 건강해졌다.

Doctor's talk

디스크가 터졌다고요?

급성기 디스크는 대부분이 근육통이다. 근육이 수축하는 것은 중요한 기관을 보호해야 하는 책임을 다하기 위해서 명령을 따르는 것이다. 즉 척추를 보호하기 위해 강하게 수축하는 것. 안정을 취하고 쉬면 일주일 안에 회복된다. 하지만 급성기 디스크가 반복되는데도 생활 습관을 개선하지 않으면, 척추 협착이나 디스크 파열 등의 상황에 이르게 된다. 디스크는 쿠션 즉 탄성이 중요한데, 탄성을 잃어 디스크가 터지면 수액이 흘러나와 삼투압 작용으로 주변 세포에 흡수된다. 삼투압 작용이 원활하게 일어나려면 물리적인 움직임은 물론 재활운동도 반드시 필요하다.

급성 디스크 통증 해소 운동

짐볼에 앉아 골반 좌우로 밀기

방법: 1. 골반 앞뒤로 움직이기와 동일하게 머리부터 갈비뼈까지 상체를 고정하고 골반을 좌우로 천천
히 끌어올리듯이 옆으로 밀어 준다.

※ 이때 좌우 어깨가 고정되어야 하며 옆으로 밀 때 숨을 내쉬고 제자리로 돌아올 때 들이마신다.
다시 반대쪽으로 밀 때 숨을 내쉬고 제자리로 돌아올 때 들이마시기를 반복한다.

2. 5초씩 밀어 주며 3분간 반복한다.

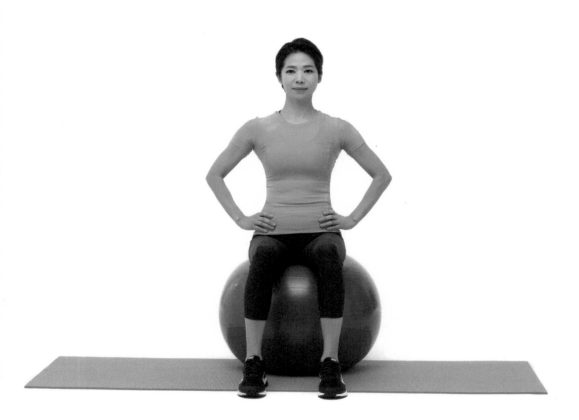

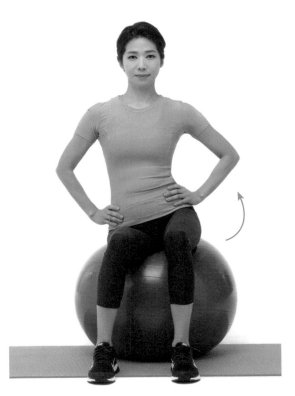
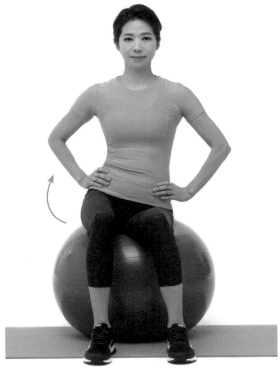

골반 균형 잡는 운동

기어가는 자세로 팔 다리 교차해 들기

방법: 1. 매트 위에서 기어가는 자세를 만들어 준다.

2. 팔과 다리를 교차해 들어 준다.

※ 이때 골반이 한쪽으로 기울어지지 않도록 하며, 복부와 엉덩이에 힘을 주어 허리가
  아래쪽으로 꺾이지 않도록 한다.

3. 양쪽 번갈아 가며 10초씩 10회 반복한다.

효과: 매일 좌우 교차하며 10초 이상 유지, 10회 이상 하면 튼튼한 척추를 만들 수 있다.
또 몸의 탁월한 균형 감각이 생긴다. 척추를 강화시키고 골반 균형을 잡아 주는 운동이다.

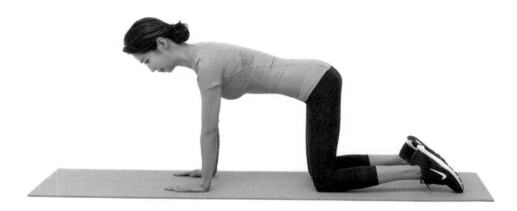

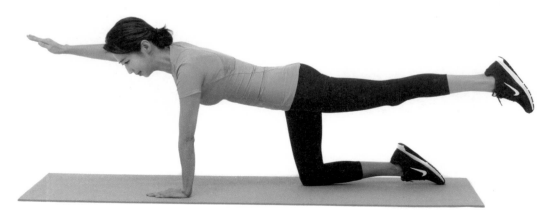

폼 롤러 위에 팔 올리고 상체 들기

방법: 1. 바닥에 엎드린 상태에서 팔을 어깨너비로 벌려 폼 롤러 위에 올린다.

2. 숨을 내쉬면서 엉덩이와 등 근육을 조이고 폼 롤러를 몸 쪽으로 당기며 상체를 세운다.

※ 이때 허리가 지나치게 꺾이지 않도록 주의한다.

3. 10초씩 15회 반복한다.

효과: 복근과 엉덩이 근육을 많이 사용해 심부근육을 자극하고 강화시킨다. 척추를 강하게 붙잡아 주는 데 효과적이며 몸 전체를 탄력있게 만들어 준다. 척추의 심부근육과 척추를 감싸고 있는 근육을 강화해 허리 통증을 완화시킨다.

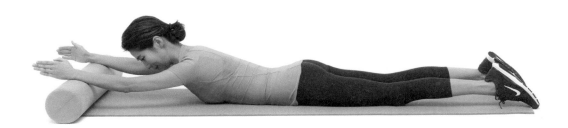

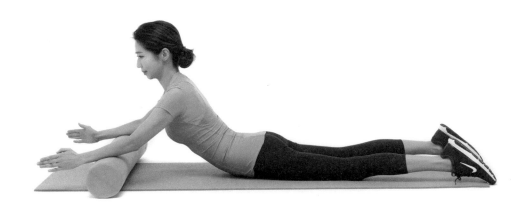

04 마흔, 빠르게 진행되는
노화를 막아야 할 때

군 입대를 앞둔 이십 대 대학생이 통증 치료 목적으로 병원에 왔다. 청년을 진료하는데, 내 눈은 계속 그의 엄마에게로 향했다. 구부정한 허리, 불편한 걸음걸이, 안으로 말린 어깨, 두둑한 뱃살, 거북이처럼 앞으로 튀어나온 목 등 총체적으로 몸의 균형이 틀어져 있었다. 이십 대 초반의 아들을 두었다면 사오십 대일 텐데, 육십은 다 되어 보일 정도였다. 그런데 아들이 뜻밖의 부탁을 했다.

"원장님, 저희 엄마도 진료를 한 번 받아 봤으면 합니다. 여기저기 안 아픈 데가 없으신 데도 늘 '괜찮다'고만 하시니, 오늘은 제가 진료 받는데 함께 가자고 졸라서 모시고 왔어요."

엄마를 걱정하는 아들의 눈에 한순간 눈물이 핑 돌았다.

나는 차트를 작성하며, 엄마의 생년월일을 듣고는 깜짝 놀랐다. 마흔일곱 살, 나와 동갑내기가 아닌가.

같은 마흔일곱 살이지만, 이십대 아들을 둔 그녀와 18개월 된 아들을 둔 나. 흔히들 늦은 출산이 여성의 몸을 늙게 한다고 말하지만, 출산 연령보다는 어떻게 몸을 관리하느냐에 따라 얼마든지 신체나이를 줄일 수 있음을 다시 한 번 느꼈다.

검사 결과, 그녀의 신체나이는 육십 세에 가까웠다. 척추 협착증과 전방전위증, 복부비만, 골반 틀어짐과 휜 다리에 퇴행성 관절염 초기까지 성한 곳이 없었다. 나는 그녀의 상태에 대해 설명하다가 울컥하는 마음에 말을 잇지 못했다. 자식을 위해 모든 것을 해줄지언정 자신의 몸은 돌보지 않는 이 시대 어머니의 현주소가 한눈에 보였기 때문이다. 그때 그녀가 조용히 입을 열었다.

"젊었을 때 남편이 일찍 세상을 떠나고 난 뒤 안 해 본 일이 없어요. 홀로 아이들을 키우던 중에 한 차례 교통사고를 당했는데 제대로 치료받지 못해 몸이 망

가진 것 같아요. 하지만 경제적으로 넉넉하지 않아 치료받을 형편이 못 됩니다."

"치료비는 걱정 마시고 우선 체중 감량부터 하셔야 통증 개선뿐 아니라 고혈압과 당뇨를 예방할 수 있어요."

복부 비만이 심각했는데, 이를 치료하지 않고는 허리 통증에서 벗어날 수 없었다. 다행히 골다공증은 없고 아직 폐경이 되지 않아서 근력운동으로 신체나이를 되돌릴 희망이 있었다.

아들이 통증 치료를 받고 입대한 뒤에도 그녀는 허리와 골반, 휜 다리 치료를 받았고, 바른 자세와 운동 교육을 받으며 조금씩 달라지기 시작했다. 성형외과나 피부과 치료를 받은 것도 아닌데, 틀어진 몸의 균형을 회복하니 얼굴색과 눈빛이 달라져 자신감이 넘쳐 보였다. 병원 식구들도 놀랄 정도로 목과 허리가 꼿꼿해졌고, 안짱다리로 뒤뚱뒤뚱 걷던 걸음걸이도 더 이상 볼 수 없게 됐다.

"다른 사람 같아요!"라는 내 말에, 그녀가 환하게 웃으며 답했다.

"살 빠지고 예뻐진 것도 좋지만, 내 모습이 달라질 수 있다는 사실이 놀라워요. 이제는 뭐든 할 수 있을 것 같은 자신감이 생겼어요."

Doctor's talk

마흔, 신체나이를
되돌릴 수 있는 시간

마흔을 기점으로 퇴행성 변화, 즉 신체 노화가 급격해진다. 그때부터는 신체나이를 줄이기 위한 노력이 필요하다. 퇴행성 변화는 되돌릴 수 없다. 방법은 오직 심부근육의 근력을 키우는 것뿐. 허리나 무릎의 퇴행성 변화로 인해 바른 자세를 취하기 힘들고, 자세를 바로할 수 없으니 통증이 찾아오는 것. 이 힘든 악순환의 고리를 한 번은 끊어 줘야 한다. 마흔은 심부 근육에 집중해야 하는 시간이다.

허리를 강하게 만드는 운동

허리 분절 운동하기

방법: 1. 앉은 상태에서 허리를 90도 각도로 세우고 두 팔이 다리와 수평이 되도록 들어올린다. 이때 무릎과 허리가 굽혀지지 않도록 한다.

2. 복부에 힘을 주고 척추의 분절이 하나씩 움직이는 것을 느끼며 서서히 내려간다.

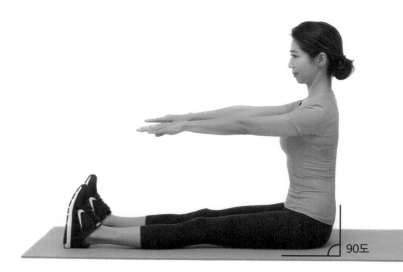

90도

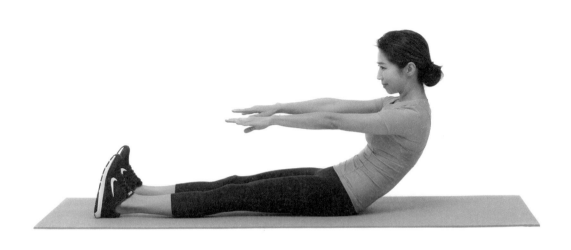

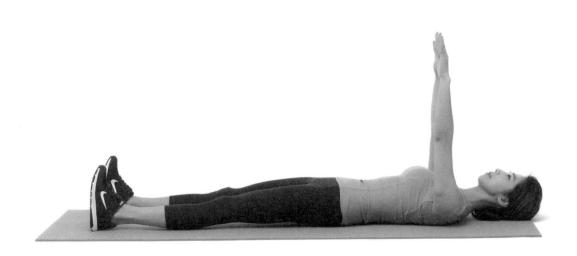

골다공증이 있어도 할 수 있는 척추 운동

누워서 상체 일으키기

방법: 1. 어깨너비로 무릎을 세운 상태에서 두 손을 머리 뒤에 깍지 낀다.

2. 숨을 내쉬며 상체를 들어올린다. 이때 머리는 손바닥을 베고 있는 듯한 느낌으로 가볍게 들
   고 턱이 지나치게 아래쪽으로 당겨지지 않도록 한다. 팔꿈치는 바깥쪽을 향하도록 한다.

3. 5초씩 20회 반복한다.

효과: 상복부를 강화하며 호흡 근육을 자극하고 단련시키는 운동이다.

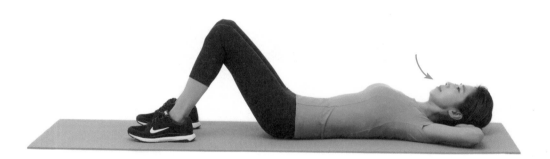

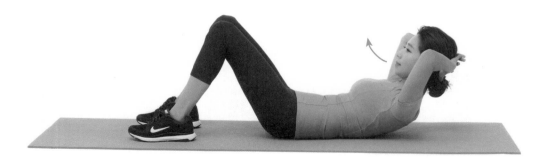

폼 롤러 위에서 다리 올리기

방법: 1. 폼 롤러 위에 등을 반듯하게 대고 누워 다리를 올려 준다.
     2. 다리를 90도로 유지한 상태에서 한쪽씩 교차해 들어 올린다. 이때 허리는 폼 롤러를
     누르듯 고정시키고 다리는 천천히 움직여야 운동 효과가 크다.

> 효과: 하복부와 동시에 심부근육 밸런스 향상에 매우 효과적인 운동이다.

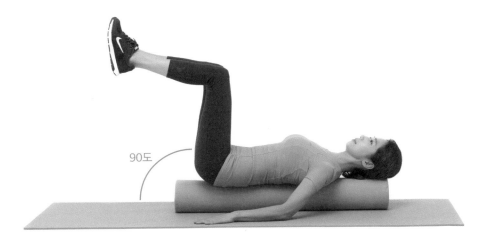

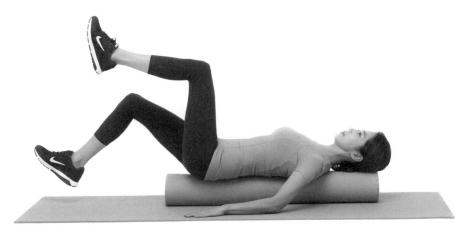

골다공증이 있어도 할 수 있는 척추 운동

짐볼에 앉아 다리 올리기

방법: 1. 볼 위에 상체를 고정시키고 골반너비로 다리를 벌리고 앉는다.

2. 다리 한쪽을 들고 그대로 10초간 버틴다. 이때 상체를 고정시켜 몸통이 흔들리지 않도록 한다.

※ 골반과 엉덩이가 옆으로 밀리지 않아야 하며 복부와 다리, 골반 주변 근육에 힘을 주어 유지시킨다.

3. 좌우 번갈아가며 10초씩 3분간 반복한다.

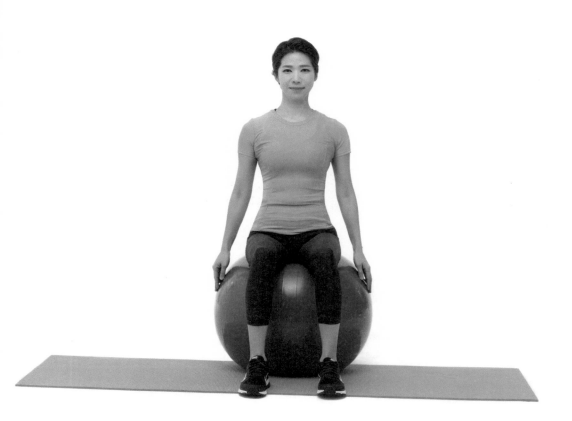

효과: 골반의 안정성을 유지시켜 주며, 고관절 근육과 평소 쓰지 않는 근육들을 활성화시켜 주는 운동이다.

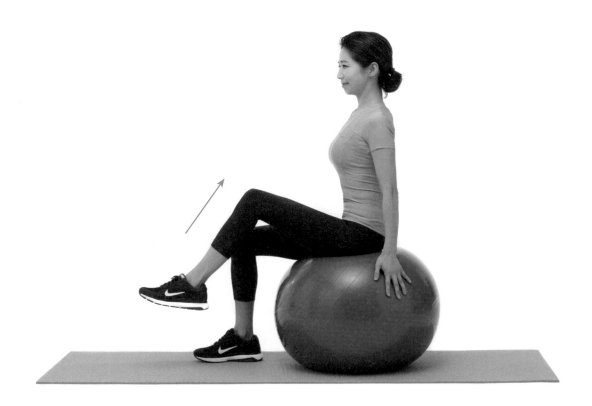

다리로 짐볼 들어 올렸다 내리기

방법: 1. 짐볼을 양발 사이에 끼고 다리가 바닥과 90도 각도가 되도록 들어올린다.

2. 허리로 바닥을 누르면서 다리를 45도 각도까지 내려 5초간 지탱한다.
   이때 허리가 뜨지 않도록 하며 양팔로 상체를 고정시켜 준다.

3. 5초씩 15회 반복한다.

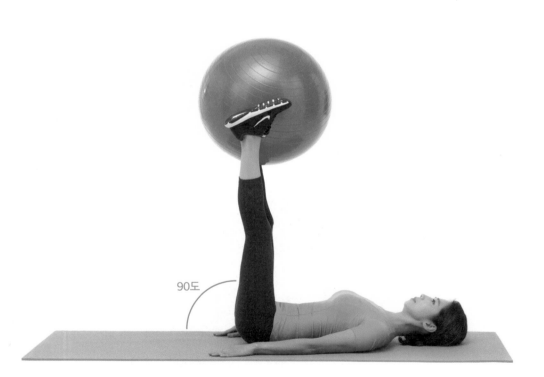

90도

효과: 다리-엉덩이-허리-복부-어깨까지 심부근육을 모두 사용할 수 있는 운동이다. 허벅지 안쪽 근육은 물론, 골반기저근을 비롯한 하복부 근육들을 단련시키는 전신 탄력 강화 운동이다.

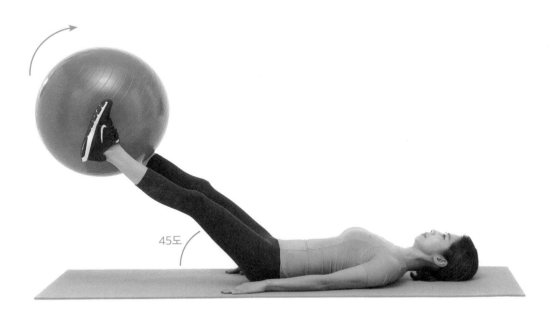

45도

05 〉치마가 자꾸
돌아간다고요?

턱관절 부정 교합을 치료하고자 이십 대 초반의 여학생이 찾아왔다. 턱뼈에서 '딱딱' 소리가 나는 것은 물론이고 두통과 어깨 통증까지 동반되어 너무 고통스러운 나머지 대학을 휴학했고 그로 인해 무기력증까지 겪고 있었다. 최근에는 안면비대칭까지 심해진다고 했다.

치과와 대학병원에서 이런저런 검사 끝에 악관절 CT까지 찍었지만, 담당 의사는 "큰 문제없다"라고 말할 뿐이었다.

그녀는 턱에서 소리가 날 때마다 스트레스를 받는다고 했다. 무섭기도 하고 다른 사람이 어떻게 생각할까 싶어 대인기피증까지 생길 정도라고. 턱관절은 얼굴 부위에서 단 하나뿐인 관절로, 관절뼈와 아래턱뼈가 만나 이루어진다. 입을 크게 벌려 하품을 하거나 음식을 먹을 때 턱에서 소리가 나는 것은 턱뼈가 있어야 할 자리를 벗어나면서 빈 공간이 생기기 때문이다.

"뼈가 부딪히듯 딱딱 소리가 나니까 두려울 수도 있어요. 하지만 허리 디스크와 똑같이 생각하시면 됩니다. 디스크가 삐져나오면서 신경을 압박해 여러 증상들이 생기잖아요."

검사 결과 턱관절 부정 교합, 일자목, 골반 불균형이 동반되어 있었다. 우리 몸은 306개의 뼛조각으로 이루어진 도미노와 같다. 어디 하나만 쓰러져도 몸 전체가 균형을 잃고 무너지고 만다. 따라서 어느 한 부분만 치료하는 것은 의미가 없다. 턱관절 부정 교합으로 인해 골반이 틀어진 것처럼 말이다.

학생은 처음에 치마를 입으면 빙빙 돌아가서 살이 빠진 걸로 착각했다고 말했다. 그러나 치마가 빙빙 돌아가는 것은 허리 라인 즉 좌우의 허리 밸런스가 달라지면서 생긴 현상으로, 치마가 굴곡이 있는 쪽으로 회전하는 것이다. 그렇게 전신의 균형이 깨지면 허리에도 이상이 발생할 수밖에 없다.

"목과 어깨에 문제가 생기면 허리에도 영향을 주는데, 특별히 턱관절의 문제는 골반에 영향을 끼칩니다. 턱관절 장애가 있는 분 중 열의 아홉은 골반이 틀어져 있어요. 척추 엑스레이를 찍어 봐야겠습니다. 몸의 균형이 전체적으로 틀어져서 생긴 문제는 함께 치료해야 완전히 치료될 수 있으니까요."

Doctor's talk

턱관절, 안면비대칭
교정을 위한 생활 속 tip

- 음식을 씹을 때 양쪽 치아를 골고루 사용하기
- 껌 한쪽으로만 씹지 말기
- 딱딱한 음식은 되도록 피하기
- 턱 괴는 습관 버리기
- 다리 꼬고 앉는 습관 버리기
- 한쪽 다리에만 힘 주고 서는 대신, 양쪽 다리에
  골고루 체중과 힘을 분산시키기
- 가능한 한 반듯하게 눕기
- 옆으로 잘 경우에는 양쪽으로 번갈아 눕기
- 마음을 항상 편안하게 하고, 긍정적인 생각하기
- 엎드려 자지 않기
- 세안할 때 턱 주변 근육을 마사지하기
- 귀 위쪽 측두엽 부분을 아래위로 풀어 주기
- 목을 네 방향으로 자주 스트레칭 하기

만성피로는 턱관절 부정 교합에 동반되는 전형적인 증상이었다. 만성피로로 인해 아침에 일어나지 못하고, 남들과 똑같은 일상을 사는데도 나만 더 피로한 것 같이 느껴진다. 눈은 늘 게슴츠레하게 뜨고 뭘 해도 "힘들다"라는 표정이 역력하다. 그러다 보니 주변 사람들에게 게으른 사람으로 취급당하기 쉽다. 학생은 간 기능 검사, 갑상선 검사도 해 보고, 한약을 지어 먹어도 나아지지 않았다.

우선 턱관절 하악과 상악을 연결하는 근육, 골반과 허리 근육을 강화시키는 운동법을 통해 몸의 밸런스를 개선하는 데 집중했다.

치료를 마친 그녀는 전보다 훨씬 밝아졌다. 얼굴을 뒤덮고 있던 여드름과 뾰루지도 사라졌고, 눈빛도 또렷해져서 자신감이 넘쳐 보였다.

턱관절, 안면비대칭 교정 운동

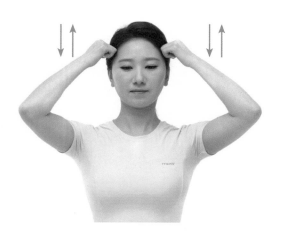

두피 마사지(측두근 마사지)

방법: 가볍게 주먹을 쥔 상태로 가운데 손가락 두 번째 마디를 사용하여 귓바퀴 바로 위(측두엽) 두피를 아래, 위 방향으로 2분간 마사지한다.

효과: 집중력 향상, 두피 혈액 순환 증진, 얼굴 주름이 귀 앞쪽에서 시작되므로 꾸준히 할 경우 안면 근육에 탄력이 생긴다.

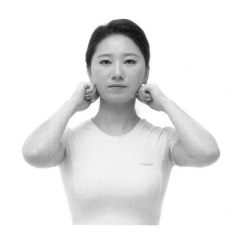

턱 마사지(교근 마사지)

방법: 1. 이를 꽉 물고 턱 부분에서 두드러지게 드 러나는 근육을 확인한다. 마사지할 위치를 확인한 뒤 꽉 물었던 이의 힘을 풀어 준다.
2. 손에 주먹을 쥔 뒤 가장 뾰족한 관절을 이용 해 그 부분을 위아래 방향으로 2분간 마사 지한다.

효과: 세안할 때 비누를 얼굴에 묻히고 마사지 하는 습관을 가지면 좋다. 얼굴을 V 라인으로 만드는 데 효과적이다.

목 근육 마사지(흉쇄유돌근 마사지)

방법: 1. 시선이 45도로 옆을 향하도록 목을 돌린 뒤, 이때 밖으로 두드러지게 보이는 근육을 확인한다.

2. 엄지와 검지로 근육을 깊숙이 잡고, 아래에서부터 위아래로 주무르며 2분간 마사지한다.

※ 위로 가면서 두꺼워지는 근육이기 때문에 위와 아래를 번갈아가며 주물러 준다.

효과: 아름다운 목선을 만들어 주고, 목 주름을 없애는 데 탁월하다. 목, 어깨 주변 근육의 탄력을 유지해 줘 동안 만들기에 필수적인 마사지다.

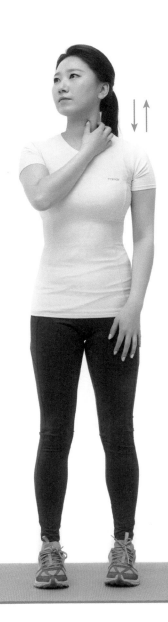

골반과 허리 근육 강화 운동

옆구리 늘이기

방법: 1. 무릎을 꿇고 앉아 두 손으로 짐 볼을 잡고 정수리 위로 들어 준다.

2. 엉덩이를 옆으로 밀며 체중을 옆으로 이동시켜 옆구리를 늘여 준다.

※ 이때 머리 위 짐볼이 앞으로 떨어지지 않도록 잘 유지하며 반대쪽 옆구리를 조여 준다.

3. 10초씩 10회 반복한다.

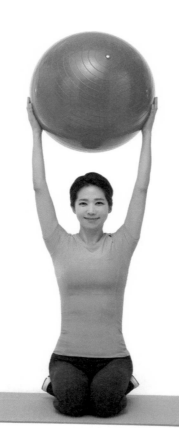

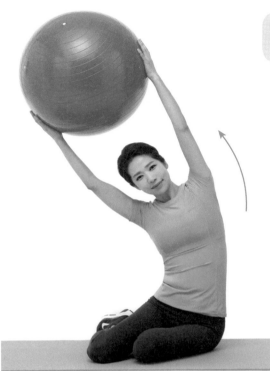

효과: 옆구리와 고관절 근육을 이완시키는 비뚤어진
골반을 바로잡아 주는 골반 교정 운동이라 할 수 있다.

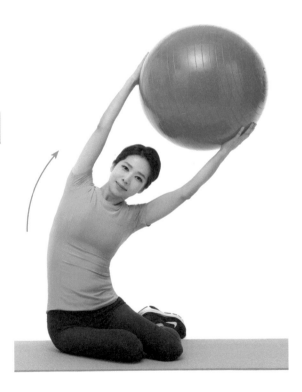

06 엄마라면 누구나 아픈 고관절 통증

오십 대 여성이 다리를 절뚝거리며 진료실에 들어섰다. 군 입대를 앞둔 아들이 척추 측만증 치료를 받으러 우리 병원에 다니고 있는데, 자신도 더 늦게 전에 한 번 진료를 받아보고 싶다는 것이었다.

그녀가 진료를 받기로 결심한 계기는 간헐적인 사타구니 즉 서혜부 통증. 움직일 때마다 '딱'하며 뭔가 어긋난 듯한 느낌이 드니 아프다기보다는 "신경 쓰인다."라고 했다.

"2년 전부터 고관절 한쪽이 어긋난 것처럼 불편했어요. 운동을 해보기로 결심하고 탁구를 치기 시작했는데 그 뒤로 통증이 생기더라고요. MRI나 CT로도 원인을 알 수가 없다는데 물리치료를 하고 주사도 맞아 봤는데, 차도가 없어 소염진통제만 처방받아 먹고 있어요. 이대로 그냥 두면 돌이킬 수 없는 상태가 되는 것은 아닌지 걱정이 되네요."

척추 디스크로 인한 통증으로 오해하는 증상 중 하나로 '관절순 파열(Labral tear)'이 있다. '고관절와순', '고관절 비구순 파열'이라고도 한다. 디스크 수핵이 척추 신경을 눌러서 통증이 생기는 디스크성 통증이나, 이상근이 좌골 신경을 눌러 엉덩이와 다리, 발목까지 아픈 이상근증후군과 달리, 고관절순 파열은 허리보다는 고관절이 특정 동작을 할 때 아프다는 점에서 확연히 다르다.

Doctor's talk

골반은 우리 몸의 중심

골반은 몸의 중심으로, 상체 즉 척추를 받쳐 주는 기반이자, 다리를 이끌어가는 역할을 한다. 따라서 골반이 기울어지면 척추도 휠 수밖에 없다. 또한 골반의 각도에 따라 고관절의 회전각이 달라진다. 따라서 골반이 앞쪽으로 기울어지면 고관절이 회전해 다리가 안쪽으로 돌아가고, 이로 인해 무릎 사이가 벌어지는 휜 다리 증상이 생긴다. 휜 다리는 결국 무릎 안쪽 즉 내측 연골이 점차 사라지면서 관절염으로 진행된다. 이처럼 생활 습관이 원인이 되어 문제를 일으키고, 이 문제는 통증이라는 사인으로 나타난다. 고관절 통증은 20~30대는 너무 사용을 안 한 탓, 40~50대는 잘못 사용한 탓으로 생긴다.

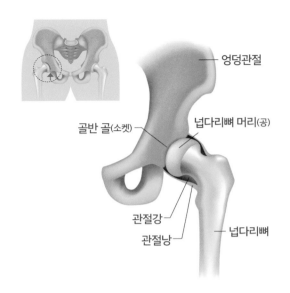

엉덩관절

골반 골(소켓) ── 넙다리뼈 머리(공)

관절강 ──
관절낭 ── ── 넙다리뼈

고관절이란 '엉덩 관절(Hip joint)'이라고도 하며, 절구 또는 소켓 모양의 골반 골과, 공 모양의 둥근 넙다리뼈 머리가 이루는 관절이다. 볼-소켓 모양으로 되어 있어 운동 범위가 크고, 접촉이 이루어지는 부위는 입술(Labral) 모양의 관절연골이 덮여 있어 부드럽게 움직일 수 있다.

그런데 오십 대 중반을 넘어서면서 노화로 인해 관절연골이 찢어진 경우를 '관절순 파열'이라고 한다. MRI 촬영을 해도 잘 보이지 않으니 대학병원을 전전해도 "이상 없다"라는 소리만 들으며 진통제만 복용하는 경우도 많다.

관절순은 장기간 한 방향으로 힘쓸 때 연골이 찢어지면서 발생한다. 예컨대 싱크대나 냉장고 문, 장롱 서랍을 서서 한쪽 발로 닫는 버릇이 있는 주부들에게 많이 발생한다.

관절순이 파열된 환자에게는 주변 근육을 강화하고 통증을 줄여 주는 운동을 처방한다. 완전히 회복하려면 수술을 받아야 하지만, 솔직히 말해 수술은 벼룩 잡자고 초가삼간을 태우는 꼴이라 할 수 있기에 권하고 싶지 않다. 후유증으로 인해 삶의 질이 떨어질 수도 있기 때문이다. 고관절 주변 근육을 강화하는 운동을 하면서 소염진통제를 먹지 않고 통증이 개선된다면 굳이 수술할 이유가 없다.

통증을 참는 것이 미덕은 아니다. 엄마가 아프면 가족은 위기에 직면할 수밖에 없다. 아픔으로 인한 불평과 불만, 짜증이 고스란히 남편과 자녀에게 전달되기 때문이다. 따라서 엄마의 건강은 가족의 건강과 직결된다고 해도 과언이 아니다. 무엇보다 통증으로 인해 스트레스를 받는다면 그 스트레스에서 해방될 방법을 찾는 것이 현명하다.

엉덩이 들어 올리기

방법: 1. 누운 상태에서 무릎을 세운 뒤 양발을 골반너비로 벌린다.

2. 손바닥으로 바닥을 눌러 주어 상체를 고정시킨다.

3. 발뒤꿈치로 바닥을 누르며 엉덩이를 조이며 천천히 위로 들어올린다.

4. 들어 올린 상태를 10초 동안 유지한 뒤 등-허리-엉덩이 순으로 천천히 내려온다.

※ 이때 허리가 지나치게 꺾이지 않도록 주의한다.

5. 10초씩 20회 반복한다.

효과: 골반의 안정성을 높이고 엉덩이와 허벅지 뒤쪽 근육을 강화시키는 운동이다.

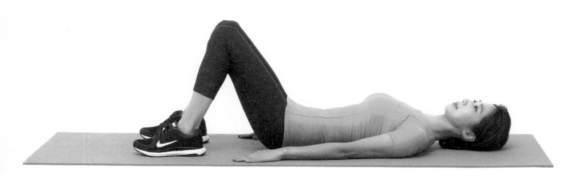

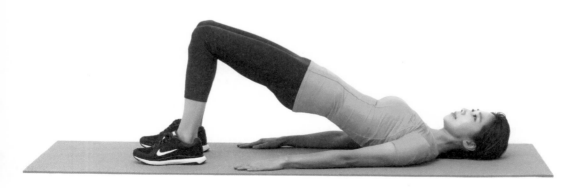

옆으로 다리 들어 올리기

방법: 1. 기어가는 자세를 취한 뒤 양 무릎을 골반너비로, 양손은 어깨너비로 벌린다.

2. 한쪽 다리를 90도로 세워 유지한 상태에서 반대편 다리를 그대로 옆으로 들어 올려 5초간 유지한 뒤 제자리로 내려온다.

※ 이때 반대쪽 골반이 옆으로 밀리지 않도록 주의한다.

3. 양쪽을 번갈아가며 5초씩 10회 진행한다. 다리가 많이 올라가지 않는 쪽은 운동 횟수를 늘린다.

효과: 이 운동은 골반의 균형을 잡고 둔부 근육을 강화시켜 예쁜 힙 라인을 만드는 데 효과적이다.

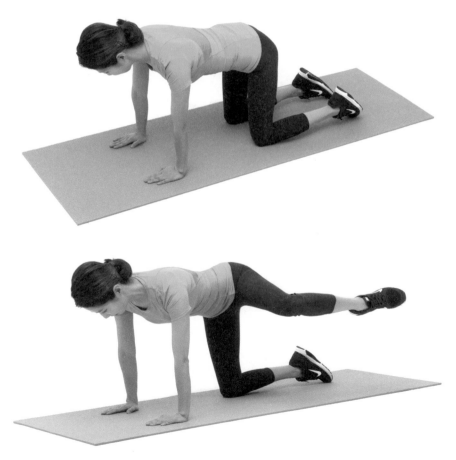

고관절 통증 없애는 운동

옆으로 누워 다리 들기

방법: 1. 팔꿈치를 90도로 한 채 옆으로 누워, 엉덩이는 바닥에 붙인다.

    2. 엉덩이를 들어 올려 상체와 하체가 대각선이 되도록 만들어 10초간 유지한다.

    ※ 이때 엉덩이가 뒤로 빠지지 않도록 하며 몸통과 허벅지 안쪽 근육을 조여 몸 전체가 흔들리지 않게 한다.

    3. 10초씩 20회 반복한다.

효과: 외복사근을 강화하는 운동으로, 어깨와 몸통, 고관절 근육들을 탄탄하게 만들어 주는 전신 운동이다.

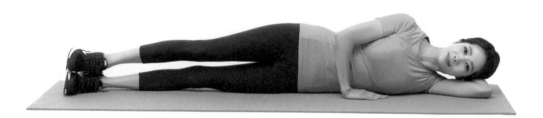

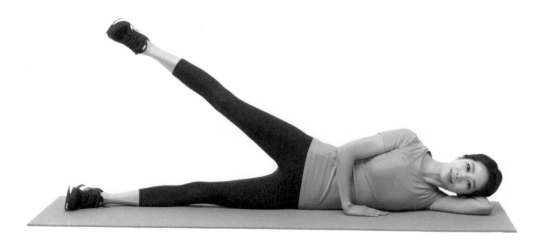

하체의 힘으로 버티기(스쿼트)

방법: 1. 다리를 어깨너비로 벌리고 두 팔을 어깨 높이로 든다.

2. 상체를 곧게 펴서 엉덩이를 뒤로 빼고 무릎은 90도까지 구부린다. 이때 턱은 당기고 가슴은 편다.

※ 허리가 구부러지지 않고 무릎이 발끝보다 나오지 않도록 주의한다.

3. 체중을 발뒤꿈치에 실고 엉덩이와 다리에 힘으로 원래 자세로 돌아온다.

4. 10초씩 10회 반복한다.

효과: 허리부터 엉덩이, 허벅지 앞쪽과 뒤쪽 근육들을 이완시키는 전신 운동이다.

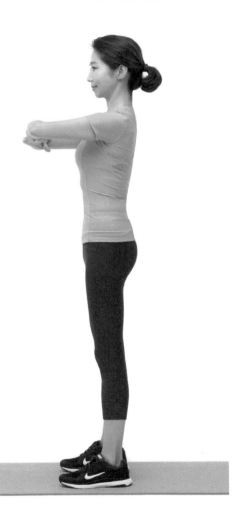
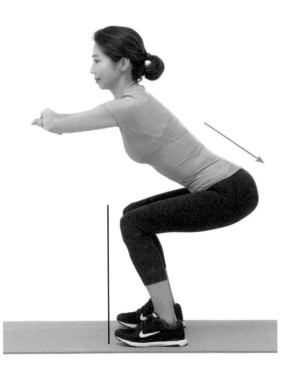

07 〉 아이 낳기 전 몸매로
돌아가고 싶어요!

젊은 여성들이 출산 후 사라지지 않는 각종 통증으로 병원을 찾는 경우가 꽤 있다. 대부분 꼬리뼈, 골반, 어깨, 허리 통증을 호소한다. 더불어 빠지지 않는 체중으로 인해 고민하기도 한다.

완벽한(?) 산후 조리는 숨만 쉬고 꼼짝하지 않는 것이라고 생각하는 이들이 상상하지 못할 만큼 많다. 마음은 하루 빨리 회복되어 출산 전 몸매로 돌아가거나 임신 전보다 더 날씬해지기를 원하는데 몸은 날로 부어오르고 여기저기 안 아픈 곳이 없다. 게다가 아이까지 봐야하는 상황이니 심신이 고달플 수밖에.

어느 날 갓난아이를 안은 시어머니가 며느리와 함께 진료실로 들어왔다.

"어디가 불편하세요?" 하고 물었더니 며느리가 답했다.

"출산한 지 3개월이 다 됐는데 골반이 아파요. 엉치와 꼬리뼈도 너무 아파서 앉아 있는 것조차 힘드네요."

검사 결과, 그녀는 척추가 S자 굴곡 없이 일자로 평평한데다 골반은 뒤로 기울어진 후방경사였다.

"요추 3번부터 5번 주변에는 인대가 매우 많이 있는데, 한참 벌어졌던 인대가 제자리로 돌아오기 전에 사용하다 보니 통증이 생긴 거예요. 근육을 강화시키고 되도록 빨리 골반이 제자리로 돌아오도록 운동하면 통증 없이 생활할 수 있습니다. 골반이 제자리로 돌아오려면 허리와 골반의 상관관계가 좋아져야 합니다. 현재는 꼬리뼈와 허리 요추와 골반뼈, 이 세 가지가 맞물려 있는 각도가 좋지 않아서 통증이 악화된 상태거든요."

아울러 집에서 할 수 있는 꼬리뼈 마사지와 복부 강화 운동, 골반 기저근 운동을 알려 줬다.

그런데 운동 치료를 받으려는 며느리에게 시어머니가 한마디를 한다.

"별거 아니라는 말이구먼. 난 애 낳고 바로 밭일했다. 뭐 그리 아프다고 치료를 받아."

너무 안타까운 나머지, 어머니께 설명을 드렸다.

"어머님, 그때 어머님들의 몸 상태와 우리 딸내미들 몸 상태는 많이 다릅니다. 어머님들 체력이 훨씬 좋았다는 거죠. 예전에는 앉아 있기보다는 항상 몸을 움직이고 걸어 다녔잖아요. 지금은 대부분 앉아서 일하고, 차를 타고 이동하기 때문에 골반 주변 근육이 건강하지 않습니다. 지금 치료해야 건강하게 둘째도 낳을 수 있어요."

Doctor's talk

출산 후 빨리 되돌려야 하는 근육 두 가지

임신하면 배가 커지면서 복부 가운데 있는 복직근이 좌우로 갈라진다. 복직근은 골반과 흉곽을 잇는 매우 중요한 근육인데, 느슨해진 복직근이 빨리 회복되지 않으면 뱃살이 늘고 골격이 삐뚤어져 체형이 망가지고 요통까지 생긴다. 골반 밑에 있는 골반저근군도 손상되어 있는데, 느슨해진 골반저근군을 바로잡지 않으면 골반이 넓고 엉덩이가 펑퍼짐한 아줌마 체형에서 벗어나기 어렵다. 임신 전 체중으로 돌아왔다고 안심하지 말자. 체중은 돌아와도 체형은 골반 교정 운동 없이 쉽게 돌아오지 않는다.

현대인들은 앉아서 공부하고 일하며 스마트폰과 컴퓨터를 많이 사용하다 보니 체력이 약한 것은 말할 것도 없고, 골격, 근력, 인대의 힘도 예전보다 약하다. 그러니 "나는 애를 열 낳고도 밭일했는데"라고 비교해서는 안 될 일이다. 과거에는 산후조리 안 해도 바로 회복됐는데 이제는 인위적 노력을 해야 몸이 회복된다.

심지어 산후 조리를 제대로(?) 했는데도 불구하고 통증을 호소하며 병원을 찾는 환자도 많다. 이유는 애 낳기 전부터 운동과 담쌓고 살다가 임신 기간 동안 안 움직였으니 회복 속도가 더딘 것이다. 체력은 떨어질 대로 떨어져 있는데 24시간 갓난아이를 돌봐야 하니 안 아픈 곳 없을 정도로 통증이 찾아온다.

산모가 건강해야 손주와 아들도 건강하다. 따라서 출산 후 느슨해진 골반을 바로잡고 근육의 힘을 길러 예전보다 더 건강하고 아름다운 몸매를 만들 수 있는 운동을 반드시 해야 한다.

꼬리뼈와 골반 조이기

폼 롤러를 이용한 꼬리뼈 마사지

방법: 1. 등을 대고 누워 꼬리뼈 밑에 폼 롤러를 댄 후 다리를 90도로 들어올린다.

2. 들어 올린 다리를 좌우로 움직이며 꼬리뼈를 충분히 마사지한다.

※ 어깨가 들리거나, 다리가 움직이는 방향으로 상체가 따라가지 않도록 한다.

효과: 꼬리뼈 주변 근육들을 풀어 주며 수축된 엉덩이 근육을 마사지할 수 있다.
또한 엉덩이 주변 경직된 근막을 푸는 데도 효과적인 운동이다.

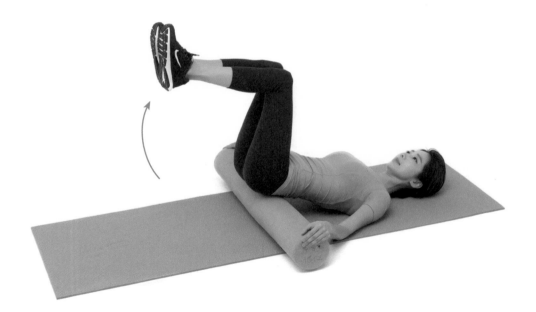

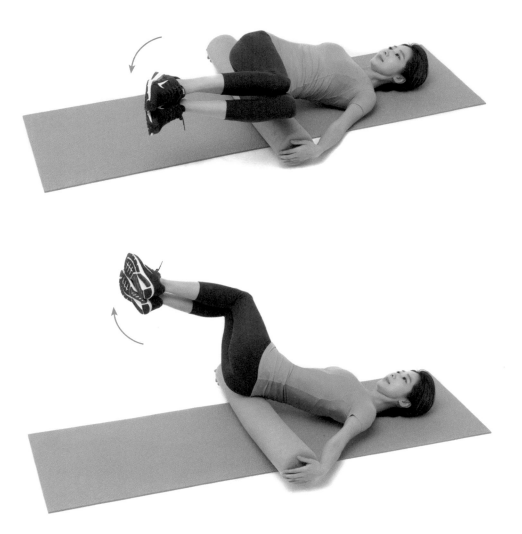

꼬리뼈와 골반 조이기

폼 롤러를 이용한 허벅지 근육 마사지

방법: 1. 엎드린 상태에서 양 팔꿈치를 90도 각도로 바닥에 붙인 뒤, 폼 롤러를 허벅지 중간 부위에 댄다.

2. 폼 롤러 위에서 몸을 위아래로 움직이며 허벅지 위쪽부터 무릎 위까지 마사지한다.

※ 폼 롤러 위에서 몸을 움직일 때 배가 바닥에 닿지 않도록 주의한다.

3. 2~3분간 반복한다.

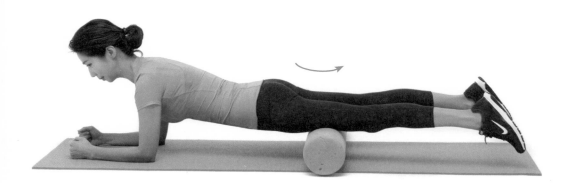

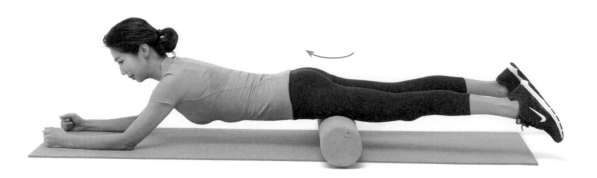

팔다리 들어 올리기

방법: 1. 엎드린 상태에서 양쪽 골반이 바닥에 닿도록 하체를 눌러 준다.
2. 엉덩이를 조이면서 상체와 하체를 동시에 들어올린다. 이때 팔과 다리가 구부러져서는 안 되며, 고개를 과도하게 들지 않도록 주의한다. 시선은 바닥에서 45도 위로 고정시킨다.
3. 10초간 버틴 뒤 제자리로 돌아오기를 20회 반복한다.

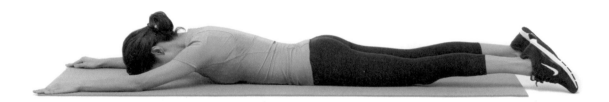

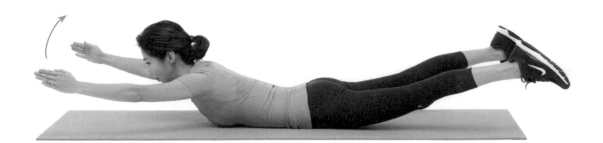

꼬리뼈와 골반 조이기

엎드려 다리 들어 올리기

방법: 1. 엎드린 상태에서 한쪽 무릎을 90도 각도가 되도록 굽힌다.

2. 양쪽 엉덩이에 힘을 주면서 무릎을 위로 들어올려 10초간 그대로 유지한다.

   ※이때 엉덩이가 한쪽으로 치우치지 않도록 반대쪽 엉덩이에도 동시에 힘을 주어 중심을 잡는다.

3. 10초씩 15회 반복한다.

효과: 대둔근을 강화하며 골반의 정렬과 안정성을 높인다.

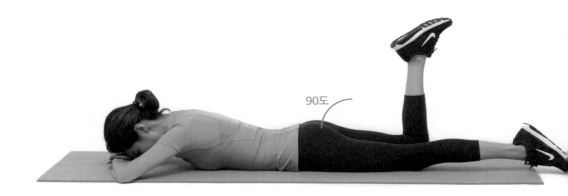

90도

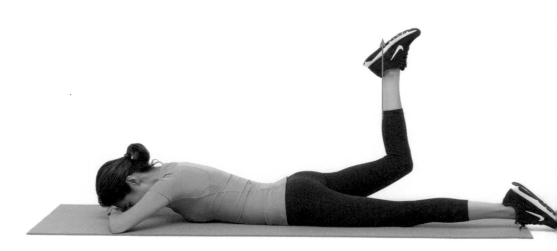

장요근 늘이기

방법: 1. 다리를 어깨너비로 벌린 후 한 다리를 앞으로 내밀고 복부와 엉덩이 근육을 수축시킨다.
2. 복부와 엉덩이 꼬리뼈를 앞으로 밀며 무게 중심을 앞으로 이동한다.
3. 복부와 엉덩이를 조여 허벅지 앞쪽이 당기는 느낌을 받도록 한다.

효과: 고관절 주변 근육들을 풀어 주고, 골반이 뒤로 밀려나지 않도록 잡아 준다. 허리 통증을 완화하고 복부 근육을 활성화한다.

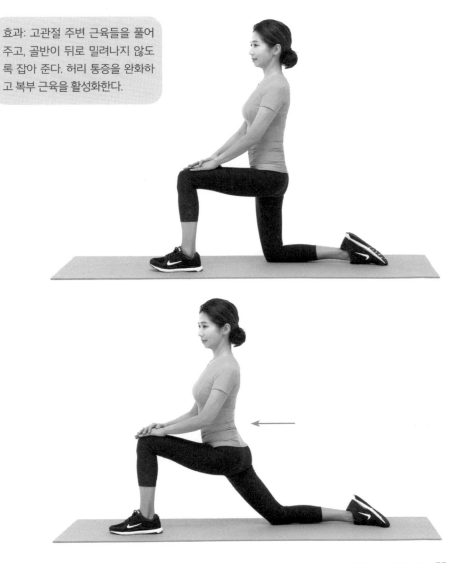

08 병원에서 검사하면 이상 없다고 나오는데요?

40대 초반 여성이 진료실에 들어왔다. 핏기 없는 얼굴에는 "나 아파요."라고 써 있는 것 같았다. 그녀는 절뚝거리며 걸어와 자리에 앉으려다 잠시 주춤하더니, 앉은 뒤에도 자세가 불편해 보였다. "어디가 아파서 오셨어요?" 하고 묻자, 조금 냉소적인 표정으로 "허리와 골반이 아파서요."라고 답했다.

골반이 아프다고 말하는 환자들에게 "어디가 아픈지 한 번 짚어 보실래요?" 하면 대개는 고관절을 가리킨다. 이는 고관절 통증을 골반통으로 잘못 알고 있는 경우라 할 수 있다. 그녀 역시 마찬가지였다. 족집게 과외 선생으로 일하는데, 허리와 고관절 통증이 심해 앉기도 걷기도 힘들어 안 가 본 병원이 없다는 것. 그러나 결과는 그 흔한 디스크도, 흔치 않은 골반통도 아니었다고 푸념하듯 말했다.

"대학병원 두 곳을 찾아가 MRI, CT 다 찍었는데 이상이 없다고 하더라고요. 도대체 이해할 수가 없어요."

그녀는 치밀어 오르는 화를 억누르는 듯 잠시 눈을 감고 긴 한숨을 내쉬었다.

아니나 다를까. 그녀가 가져온 MRI와 CT 결과에는 디스크와 같은 이상이 보이지 않았다. 허리와 엉덩이, 고관절이 다 아픈데 디스크가 아니라면, 의심해 볼 만한 질환이 있다. 바로 '이상근증후군'이다. 엉덩이 속의 좌골 신경 바로 위쪽에 있는 이상근이란 근육이 신경을 눌러서 생기는 것으로, 디스크처럼 다리가 저리고 통증이 찾아오는 탓에 디스크로 오인하기 쉽다. 그래서 오진율이 90퍼센트에 육박할 정도라고.

"다리 뒤쪽은 물론 장딴지까지 당기고 아픈데 원인을 알 수가 없다니, 답답해서 여기까지 찾아왔어요."

나는 이상근증후군에 대한 이해를 돕기 위해 구체적으로 설명했다.

"허리가 아프다고 해서 모두 허리 디스크는 아닙니다. 꼬리뼈에서 고관절까

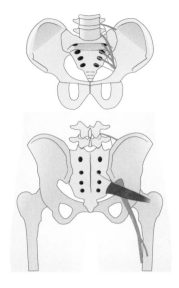

지 가로로 연결된 이상근이란 근육이 있는데, 척추 신경이 합쳐져 다리로 내려오는 좌골 신경이 바로 그 밑을 지나게 됩니다. 오랜 시간 앉아 있으면 척추에 큰 부담이 가해지는데, 이때 이상근이 수축하면서 좌골 신경을 눌러서 마치 디스크 같은 증상을 일으키게 되죠. 그게 바로 이상근증후군입니다."

"설명을 들으니 속이 시원하네요. 그런데 왜 다른 선생님들은 그걸 모르죠?"

보통 이상근증후군 환자들이 병원에서 디스크 치료를 받는 경우가 많다. 이상근증후군은 스트레칭만으로 치료할 수 있는데, 디스크인 줄 알고 견인 치료는 기본이고 신경 차단술까지 받으니 안타까울 뿐이다. 허리 디스크는 튀어나온 추간판 수핵이 척추 신경을 누르는 것이고, 이상근증후군은 이상근이 단단해지면서 좌골 신경을 누르는 것인데 말이다.

그녀는 단단해진 이상근을 풀어 주고 올바른 자세를 유지하는 스트레칭을 한 뒤 허리와 엉덩이 통증으로부터 해방됐다. 통증이 싹 사라진 그녀의 얼굴은 무척 밝아보였다.

Doctor's talk

허리 디스크와 혼동하기 쉬운 질환

허리 디스크 : 정확한 병명은 '추간판 탈출증'이다. 디스크의 수핵이 탈출해 신경을 누르는 증상. 흘러나온 디스크 주변에 염증이 생기고 신경이 손상돼 통증을 유발한다.

이상근증후군 : 오래 앉아 있거나 삐딱한 자세로 걷는 습관으로 인해 이상근이 단단해지면서 좌골신경을 눌러 엉덩이와 허벅지 뒤쪽, 때로는 종아리와 발목까지 저리고 아프다.

고관절순 파열 : 고관절 머리를 둘러싸면서 잡아 주는 연골이 찢어지면서 움직일 때마다 통증이 나타난다.

고관절이 유연해지는 운동

누워서 다리 당기기

방법: 1. 왼쪽 다리를 오른쪽 다리 위에 올리고 왼쪽 무릎은 살며시 내린다.

2. 두 손으로 오른쪽 다리 안쪽을 감싸 안고 숨을 내뱉으며 가슴 쪽으로 당긴다.

※ 다리를 가슴 쪽으로 당길 때 숨을 내쉬고, 날개 뼈와 꼬리뼈는 바닥에서 떨어지지 않도록 눌러 준다.

3. 10초씩 10회 반복한다.

효과: 의자에 오랜 시간 앉아 있는 사람에게 흔히 나타나는 허리통증의 원인이 좌골 신경통이다. 좌골 신경을 근육이 압박하면서 마치 디스크와 유사한 증상이 나타난다. 이 운동을 2~3일만 하면 거짓말처럼 통증이 사라진다. 이 근육을 늘려 주어 엉덩이 근육의 사용을 활성화시킨다.

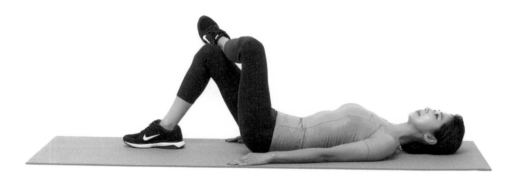

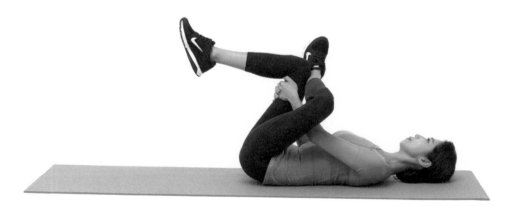

다리 벌리고 상체 숙이기

방법: 1. 앉은 상태에서 양쪽 다리를 최대한 넓게 벌리고 발끝은 몸쪽으로 당겨 준다.
   2. 숨을 내쉬면서 배꼽부터 땅에 닿는다는 느낌으로 상체를 앞으로 숙이고, 두 팔은 앞으로 쭉 뻗어 준다.
   ※ 이때 무릎이 구부러지지 않도록 주의한다.
   3. 10초씩 10회 반복한다.

효과: 허벅지 안쪽 근육을 이완시키고 골반의 움직임을 원활하게 하는 데 효과적이다.

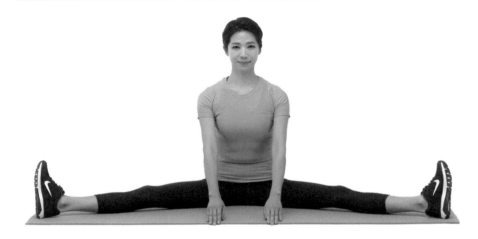

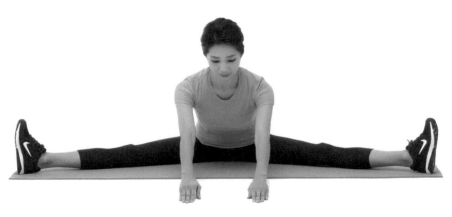

이상근증후군 통증 해소 운동

한쪽 다리 잡고 앉아 상체 숙이기

방법: 1. 상체를 곧게 펴고 두 다리를 앞으로 뻗어 앉은 다음, 오른쪽 다리를 접어 왼쪽 허벅지에 댄다.

2. 배꼽이 먼저 닿는다는 느낌으로 상체를 앞으로 숙인다.

3. 발끝을 몸 쪽으로 당기며 무릎을 바닥으로 눌러 주며 스트레칭한다.

※ 이때 무릎이 구부러지지 않도록 주의한다.

4. 10초씩 10회 반복한다.

효과: 허리 아플 때 이 운동을 5분만 하면 개운함을 느끼게 될 것이다. 허리 통증이 있다고 '허리'만 운동한다고 여기면 오산이다. 오히려 허벅지 앞쪽의 근육을 강화하고 뒷쪽 근육을 이완하면 통증이 즉시 완화된다.

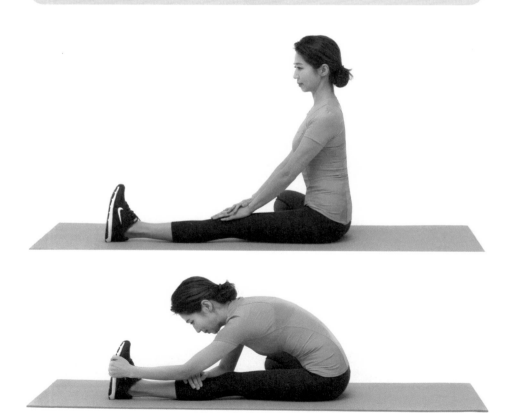

발뒤꿈치 맞대고 다리 들어 올리기

방법: 1. 바닥에 엎드린 상태에서 양쪽 다리를 90도로 구부리고 발뒤꿈치를 서로 붙인다.

2. 골반으로 바닥을 누르면서 마주 댄 발뒤꿈치를 서로 밀어 주며 위로 올린다. 무릎은 바닥에서 떨어진다.

※ 이때 무릎이 바깥으로 밀려나지 않게 주의하며, 발뒤꿈치가 몸 쪽으로 기울어지지 않도록 위로 똑바로 밀어 준다.

3. 10초씩 20회 반복한다.

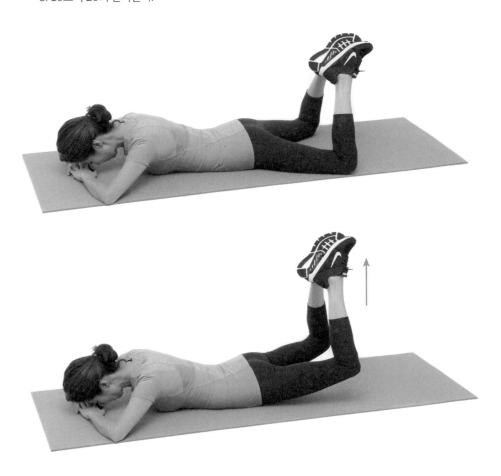

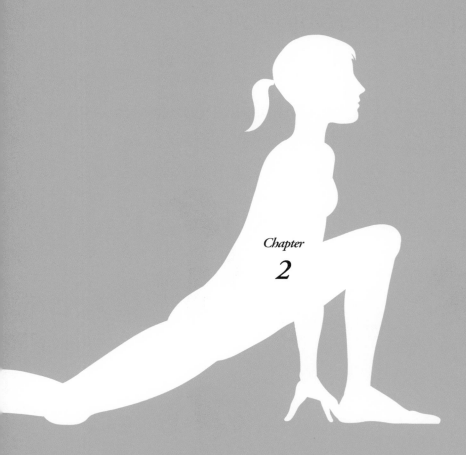

Chapter

2

다리와 무릎
통증 ZERO 홈트

01 치마를 입고 싶어요!

햇살이 따뜻한 봄날, 지적인 외모에 고상한 말투를 쓰는 오십 대 여성이 진료를 받으러 왔다. 딱 보기에 건강해 보이는 그녀가 무슨 이유로 병원을 찾았는지 궁금했다.

"어디가 불편하신가요?" 하고 묻자 조금 망설이는 듯하더니 이내 느린 말투로 내게 물었다. 그것도 아주 조심스럽게.

"혹시 휜 다리도 치료가 되나요?"

"무릎이 아프진 않으세요?"

"네. 아프지는 않아요."

"검사를 해 봐야 알 테지만, 관절염만 없으시면 치료 가능합니다."

알고 보니 그녀는 꽃다운 이십 대부터 짧은 치마 한 번 못 입을 정도로, 휜 다리가 콤플렉스였다. 오랫동안 망설이던 끝에 큰 결심을 하고 병원을 찾아, 그간 누구에게도 말하지 못했던 콤플렉스를 조심스레 털어놓았다.

"전에는 운동으로 휜 다리를 교정할 수 있다는 걸 몰랐어요. 요즘은 그게 가능하다는 소리를 듣고 망설임 끝에 찾아왔습니다."

휜 다리의 의학 용어로 '각 변형'이라고 한다. 즉 다리가 휘어서 치료할 수 없는 것이 아니라, 다리와 다리를 연결하는 관절에서 두 다리의 각이 변형된 것. 오랫동안 '휜 다리'라는 용어 때문에, 실제로 다리가 휜 줄 알고 치료받을 생각을 못하는 사람도 많았다.

검사 결과 다행히도 관절염은 없었다. 사실 휜 다리로 병원을 찾는 환자 중 대부분은 무릎 통증으로 인해 치료받으러 왔다가 관절염 초기라는 의사의 소견에 치료를 받기로 결심하는 경우가 많다. 관절염은 신체 노화의 대표적 증상이다. 초기에 치료하지 않으면 그야말로 할머니 걸음걸이로 걷게 되는 것은 시간문제다.

삼십 대인데도 관절염으로 인해 한쪽 다리를 질질 끌다시피 걷고, 계단은 오르지도 못하는 환자를 볼 때 참 마음이 아프다. 요즘 젊은 여성들은 어기적어기적 걷는 할머니 걸음만은 피하고 싶어서인지 관절염 치료에는 적극적이다.

그러나 그녀의 경우는 관절염이나 통증이 아닌, 오랜 세월 콤플렉스였던 휜 다리에서 해방되고 싶어 병원을 찾은 것이 인상적이었다.

휜 다리는 무릎 관절의 각도 문제로 인해 외형적인 다리 모습이 휘어 보이는 것이다. 일반적으로 고관절이 안쪽으로 틀어지면서 무릎과 발목의 정렬 상태가 어긋나며 다리 전체의 근육 밸런스가 깨진 상태다. 휜 다리 환자는 수축되어 있는 무릎 안쪽 인대와 종아리 안쪽 비복근을 이완시켜 주는 운동이 필요하며, 골반을 포함한 고관절, 무릎 관절, 발목 관절의 정렬과 하지 근육의 균형을 위한 보행 교육까지 함께 이루어져야 한다.

그녀는 몸 전체의 균형을 바로잡는 체형 교정 운동을 지속적으로 한 뒤, 근력이 잘 회복되어 정상적인 다리 모양을 되찾을 수 있었다.

"이제 미니스커트 입어도 되겠어요!"라는 내 말에 수줍게 웃던 그녀의 모습이 지금도 생생하다. 짧은 치마를 입고 누군가에게 보이며 얻는 기쁨보다, 혼자 간직해 온 오랜 콤플렉스에서 해방되며 만족해 하던 모습에 나도 큰 보람을 느꼈다.

Doctor's talk

출산 후 휜 다리,
관절염 원인 된다

임신 후 만삭이 되면 아이 몸이 커지면서 자궁을 밀고 나와 골반 위치가 변한다. 그런 물리적 변화 후 출산하고 원상 복귀되지 않으면 무릎 안쪽에 힘이 가해지고 휜 다리가 생기면서 관절염이 된다. 이는 과거 여성들에게 관절염이 많은 이유이기도 하다. 골반과 엉덩이, 복부 운동을 빨리 시작해야 골반도 제자리로 돌아오고 체중도 감소한다. 산후 조리하면 운동은 금물이고, 그저 푹 쉬어야 한다고 생각하는데 그렇지 않다. 애 낳고 한 달 뒤부터는 운동을 시작해야 신체나이를 줄일 수 있다.

골반 강화 운동

옆구리 늘이기

방법: 1. 앉은 상태에서 한쪽 다리는 바깥쪽으로 쭉 펴고, 반대편 다리는 몸 안쪽으로 구부린다.

2. 양손을 깍지 껴서 머리 뒤에 고정시킨 뒤 발끝을 몸 쪽으로 당긴다.

3. 숨을 내쉬면서 상체를 옆으로 천천히 내려 옆구리를 늘여 준다.

※ 운동할 때는 정면을 바라보며, 팔꿈치가 앞으로 구부러지지 않도록 주의한다.

4. 10초씩 10회 반복한다.

효과: 허벅지 안쪽에 있는 내전근을 이완시키고, 짧아진 옆구리 근육을 늘려 주는 운동이다. 꾸준히 하면, 무릎 관절이 탄탄해져 예쁜 다리 라인을 만들 수 있다.

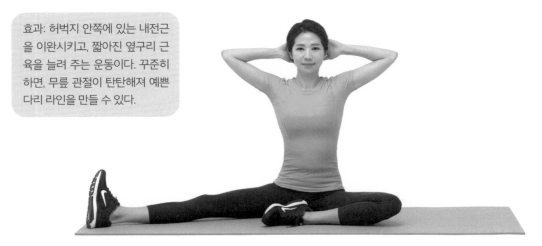

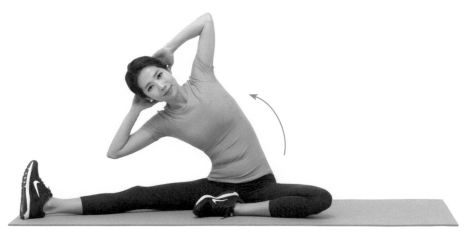

엉덩이 들어 올리기

방법: 1. 누운 상태에서 발바닥에 쿠션을 대고 무릎을 세운다. 두 손은 손바닥이 바닥에 닿도록 한다.
2. 허리로 바닥을 누르고 꼬리뼈를 몸 쪽으로 말며 엉덩이를 위로 밀어 올린다.
※ 이때 발바닥으로 바닥을 누르고, 무릎 안쪽과 엉덩이는 조이며 위로 밀어 올리려 노력한다.
3. 10초씩 20회 반복한다.

효과: 아주 좋아하는 운동 중에 하나다. 적당한 강도로 온몸을 타이트하게 조이기에 탁월한 운동이다. 특히 누운 자세에서 팔은 바닥을 힘껏 밀면서 엉덩이를 서서히 들어올리면 흔들리는 팔뚝 살을 걱정할 필요가 없다. 엉덩이 근육은 물론 코어 전체를 강화시키며, 바른 자세를 유지할 수 있도록 돕는 근육들을 단련시킨다.

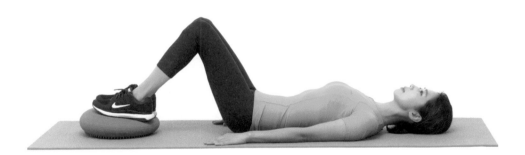

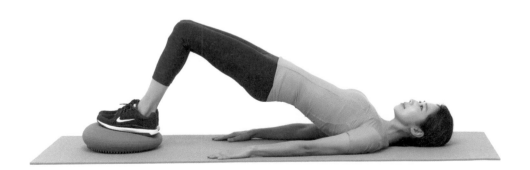

골반 밸런스 맞추기

폼 롤러 위에서 다리 올리기

방법: 1. 폼 롤러 위에 등을 반듯하게 대고 누워 다리를 올려 준다.
2. 다리를 90도로 유지한 상태에서 한쪽씩 교차해 들어 올린다. 이때 허리는
폼 롤러를 누르듯 고정시키고 다리는 천천히 움직여야 운동 효과가 크다.

효과: 하복부와 동시에 심부근육 밸런스 향상에 매우 효과적인 운동이다.

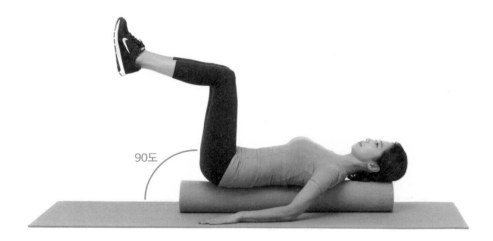

90도

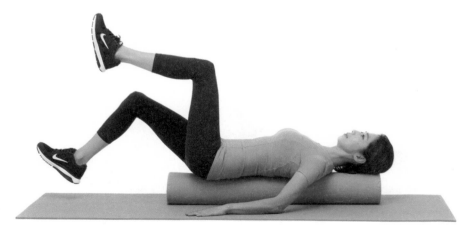

종아리 근육 늘이기

방법: 1. 벽 앞에 한걸음 떨어져 선 뒤, 한쪽 발끝을 세우고 발바닥을 최대한 벽에 붙인다.
　　　2. 두 손바닥을 벽에 대고 반대쪽 다리로 밀면서 체중을 앞으로 이동시켜 종아리 근육을 늘인다.
　　　※ 이때 엉덩이만 뒤로 나오지 않도록 주의하며, 몸 전체가 앞으로 무게 중심을 이동하도록 한다.
　　　3. 좌우 10초씩 10회 반복한다.

효과: 날씬하고 곧은 다리를 원한다면 이 운동을 꾸준히 해야 한다. 간단한 동작이지만 발목과 무릎 통증을 예방하고 완화시키며, 발목의 유연성을 길러 주어 보행 자세를 바르게 만드는 데 효과적이다.

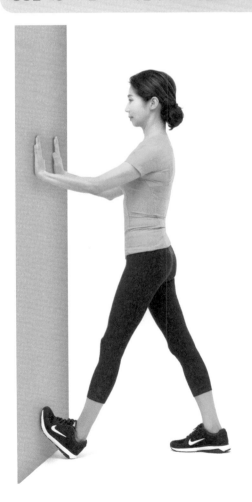
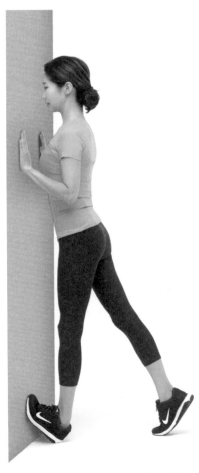

02 ㅣ 흰 다리,
뼈가 휜 것이 아니다!

이십 대 중반의 취업 준비생이 병원을 찾아왔다. 겉으로 보기에는 아무 문제 없을 것 같은 그녀가, 무슨 일로 병원을 찾았을까. 그녀의 말 못할 고민은 엑스 (X)형 다리였다.

"스튜어디스가 되기 위해 준비하고 있어요. 그런데 다리 모양이 예쁘지 않아서 고민이에요."

그런데 검사 결과, 엑스(X)형 다리도 문제지만 복부 비만이 예상 외로 심각했다. 대체로 엑스(X)형 다리 환자는 복부 비만이 동반된다. 소아 비만에 해당하는 아이들의 다리는 99%가 엑스(X)형이다. 어린아이는 4~5세 때 일시적으로 엑스 (X)형 다리가 되더라도 성장하면서 7세 이전에 자연스럽게 사라진다. 만약 그렇지 않으면 성인이 되어서도 이런 다리 모양을 갖게 된다.

흰 다리는 '각 변형'이라고 하는데, 내반슬, 외반슬, 반장슬 등 세 가지가 대표적이다. 내반슬은 일명 오(O)형 다리라 하고, 서 있을 때 양쪽 무릎이 닿지 않아 무릎이 바깥쪽으로 휘어 보이는 경우다. 외반슬은 똑바로 서 있을 때 무릎이 안쪽으로 모이고 발목 사이는 벌어지는 엑스(X)형 다리다. 반장슬은 서 있을 때 무릎 관절이 과하게 뒤로 꺾인 경우다.

엑스레이를 보여주며 설명하는데 그녀가 눈물을 글썽이며 물었다.

"제 다리뼈가 휘었나요?"

"다리뼈가 휜 것은 아니니 걱정하지 마세요. 다만 우리 몸은 유기적으로 모두 연결되어 있어요. 발바닥의 문제로도 다리, 골반, 허리까지 아프고 잘못된 걸음걸이로 인해 온몸에 통증이 생

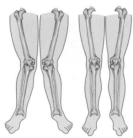
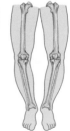

엑스(X)형 다리　　　정상　　　오(O)형 다리

기기도 해요."

사실 뼈가 휜 경우도 간혹 있다. 지금껏 3만 명 정도를 진료하면서 한두 명 있을 만큼 매우 드물다. 이런 경우는 사고를 당했거나 내과 질환이 동반된 경우다. 즉 결핵이나 구루병, 종양 같은 질환으로 인해 뼈가 휜 경우다. 그렇지 않다면 무릎 관절에서 두 개의 뼈가 만날 때 기울기와 각도가 정상 각도에서 벗어나면서 겉으로 볼 때 다리 모양이 동그랗거나 엑스(X) 자로 보이는 것이다. 엑스(X)형은 고관절 아래에서 무릎까지 내려오는 바깥쪽 긴 근육이 짧아지면서 바깥쪽으로 돌아가는 회전 변이가 일어난 것. 고관절이 바깥쪽으로 돌아가면 골반 넓이가 좁아지면서 비만이 동반된다. 반대로 복부와 엉덩이, 허벅지에 과하게 살이 쪄도 회전 변이가 일어나서 엑스(X)형 다리가 된다. 따라서 틀어진 관절이 제자리로 돌아오도록 하는 운동과 비만 치료를 늘 같이 한다.

"혹시 무릎이 아프지는 않았어요?"

"아프다 괜찮아지곤 했어요. '비 오려나 봐. 무릎이 아파.' 하고 농담을 하곤 했죠."

대부분 환자들은 대체로 오(O)형 다리는 관절염으로 진행될까 봐 치료에 적극적이지만, 엑스(X)형은 관절염으로 진행될 거라 생각하지 않는다. 하지만 무릎 관절 안쪽의 두 개 연골로 똑같이 체중 분산이 이루어지지 않고 한쪽 연골만 소실되기 때문에 결국 관절염이 생길 수밖에 없다. 이 경우에는 고관절에서 무릎까지 내려오는 바깥쪽 근육이 짧아져 있기 때문에 이를 이완시켜 줘야 한다. 또한 장딴지 뒤쪽 근육도 짧아져서 잘못된 걸음으로 걷게 되기 때문에 보행 교육도 필요하다.

스튜어디스를 지망하던 그녀는 치료를 잘 마치고 곧게 뻗은 각선미에 만족하며 마지막 인사를 하고 떠났다. 전보다 키도 훨씬 커 보였고 자신감이 넘쳐 보였다.

엑스(X)형 다리 밸런스 맞추기

폼 롤러 이용한 허벅지 마사지

방법: 1. 옆으로 누운 상태에서 허벅지 중간에 폼 롤러를 대고, 한쪽 팔꿈치를 90도 각도로 구
부려 몸을 지탱한다.

2. 폼 롤러를 위아래로 움직이며 고관절부터 무릎 위까지 2분간 마사지한다.

※ 이때 주머니 라인을 따라서 마사지하며 골반이 뒤쪽으로 치우치지 않도록 주의한다.

효과: 어깨 근육과 몸을 당겨 주는 복부 근육을 단련시킨다. 허벅지 외측 근육을 마
사지해 예쁜 다리 라인을 만들어 준다.

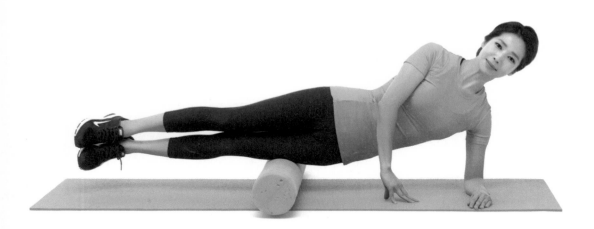

엉덩이와 허리 조이기

방법: 1. 누운 상태에서 무릎을 세운 뒤 양발을 골반너비로 벌린다.

     2. 손바닥으로 바닥을 눌러 주어 상체를 고정시킨다.

     3. 무릎 사이에 있는 공을 조여 주며 엉덩이-허리 순으로 들어올린다.

     ※ 이때 무릎 안쪽을 조이고 엉덩이는 들어올린다.

     4. 10초씩 20회 반복한다.

효과: 엉덩이 근육과 허벅지 근육을 함께 강화시켜 주며, 골반 안정성을 높이는 운동이다.

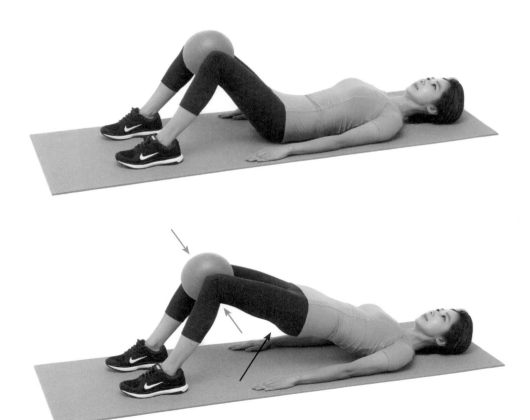

03 무릎 아파
운동 못해요

얼마 전 우연히 TV를 보는데, 영화 시사회에서 무대 인사를 하기 위해 출연 배우가 일제히 무대를 향해 걸어 나왔다. 그런데 한 여배우의 걸음걸이가 눈에 띄었다. 긴 치마 사이로 벌어진 그녀의 두 다리가 보인 것. 아니나 다를까. 무대 위에서도 잠시 다리를 벌리고 섰다가 의식하는 듯 자세를 바로잡았다. 평소 자세가 그대로 드러난 순간이었다.

다리 모양으로 봐서는 오(O)형 다리나 엑스(X)형 다리도 아닌데, 왜 그녀는 바로 걷거나 서지 못하는 것일까. 청장년층, 특히 여성에게 흔히 발병하는 무릎연골연화증일 가능성이 크다.

무릎연골연화증이란 무릎뼈의 관절 연골(물렁뼈)이 약해지면서 손상이 생기는 질환이다. 한 자세로 오래 앉아 있으면 통증이 심해져 다리를 한참 주무른 뒤에야 일어설 수 있다. 계단을 오르거나 내려갈 때처럼 무릎에 과하게 체중이 실리는 활동을 하면 통증이 더 심해진다.

출판사 편집장으로 일하는 삼십 대 후반의 어느 여성이 연골연화증으로 진료실을 찾았다.

"오랜 시간 책상에 앉아 일하다 보니, 자리에서 일어날 때 다리 통증이 심해요. 친정엄마가 관절염으로 고생 중인데 혹시 저도 그러면 어쩌나 싶어서요."

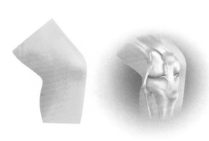

워킹맘인 그녀가 무릎 통증을 관절염으로 의심할 만도 했다. 이른 아침, 갓 두 살 된 아들을 업고 어린이집에 데려다 준 뒤 출근했다가 저녁 늦게 집에 돌아가 집안일을 할 정도로 그녀의 무릎은 쉴 틈이 없었다.

갑작스런 호르몬 감소, 연골연화증 유발

연골연화증은 여성에게 많이 나타난다. 사십 대 이후 폐경기가 되면 여성호르몬 양이 급격히 감소하면서 골다공증이나 연골연화증 같은, 노화로 인한 질병이 찾아온다. 이를 예방하려면 운동이 필수. 운동은 모든 호르몬 양을 컨트롤할 수 있는 최선의 방법이기 때문이다. 대체로 사십 대 이후 환자들은 "운동할 기운조차 없다."고 말한다. 그럴수록 운동을 통해 근육량을 늘리고 여성호르몬이 활성화되도록 해야 한다는 사실을 명심하자. 단, 연골연화증 환자라면 무릎에 무리를 주지 않는 운동을 해야 한다.

점점 체력은 고갈되고 통증이 심해지니, 사무실인 2층도 엘리베이터가 없으면 오르내리기 힘들었다.

"운동을 하셔야겠어요."라고 말하자 그녀는 "무릎이 아파서 운동 못해요."라며 손사래를 쳤다.

그녀는 "무릎에 무리가 가지 않는 운동을 하시면 되죠."라는 내 말에 반신반의하는 표정을 지었다.

검사 결과, 그녀는 연골연화증이 동반된 오(O)형 다리. 그토록 걱정하던 관절염도 이미 시작되고 있었다. 그나마 젊은 나이라서 더 악화되지 않도록 운동하면 통증 없이 살 수 있으니 다행이었다.

"앉고 일어설 때면 무릎에서 관절이 어긋나는 것 같은 소리가 들리고 무릎이 붓기도 해요." 생활습관도 엉망이었다. 평소 일할 때 의자 위에서 양반다리로 앉는다는 것. 아이를 돌보거나 집안일을 할 때는 쭈그려 앉곤 했다. 이런 자세는 무릎 관절에 무리를 준다. 그녀에게는 허벅지 근력을 강화하는 운동이 필요했다. 가장 대표적인 운동이 스쿼트다. 이는 젊음을 유지하는 데 있어 가장 중요한 운동이다. 우리 몸에서 가장 많은 근육이 있는 엉덩이와 허벅지를 단련시켜 주기 때문이다. 바르게 걷고 설 수 있게 하며, 나이가 들어도 근육량이 유지되면 호르몬 활동성이 올라간다.

아직 초기이기에 그녀는 운동만으로도 통증에서 벗어날 수 있었다. 늘 무릎을 주무르고 찜질해야 다음날 걸을 수 있던 과거와 달리 요즘은 날아다닌다며 웃던 그녀의 모습이 눈에 선하다.

무릎 관절 강화

옆으로 누워 발뒤꿈치 잡기

방법: 1. 팔베개를 하고 옆으로 누운 자세에서, 한쪽 발등을 엉덩이에 뒤쪽에 붙이고 손으로 잡는다.

2. 골반이 뒤로 빠지지 않도록 유의한다.

※ 이때 허리가 뒤로 꺾이지 않도록 한다.

3. 양다리를 번갈아가며 10초씩 10회 반복한다.

효과: 허벅지 앞쪽 근육을 늘리고 무릎 주변 근육을 풀어 주어 무릎 통증 완화는 물론, 예방에 효과적인 운동이다.

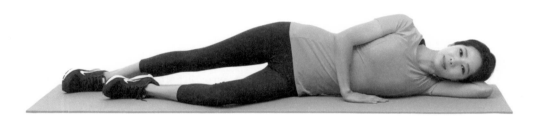

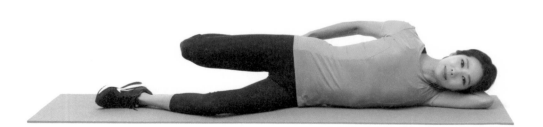

누워서 한발로 짐볼 누르기

방법: 1. 매트에 등을 대고 누운 뒤, 한쪽 다리를 90도 각도로 든다.

2. 벽과 발 사이에 짐볼을 두고 발바닥으로 지그시 눌러 준다.

※ 이때 상체가 밀리지 않도록 허리로 바닥을 눌러 준다.

3. 양발을 번갈아가며 10초씩 10회 반복한다.

효과: 무릎 주변 근육과 고관절 근육을 강화해 주며 무릎의 안정성을 높이는 운동이다.

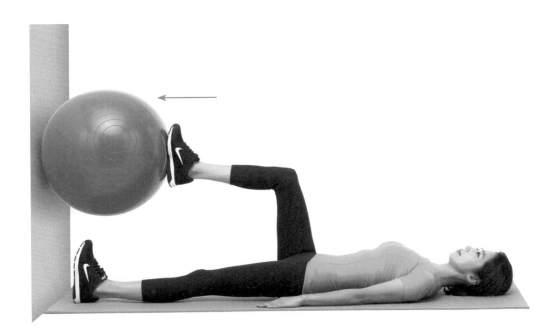

무릎 관절 강화

의자에 앉아 발끝 당기기

방법: 1. 의자에 앉되, 무릎을 직각으로 하고 상체는 곧게 세운다.

2. 한쪽 다리를 들고 발끝을 몸 쪽으로 당기며 무릎을 펴 준다.

※ 이때 상체가 뒤로 밀리지 않도록 주의한다.

3. 양발을 번갈아가며 10초씩 20회 반복한다.

효과: 허벅지 앞쪽과 무릎 주변 근육을 단련해 다리의 정렬을 바로잡고, 무릎과 발목 안정성까지 높일 수 있는 운동이다.

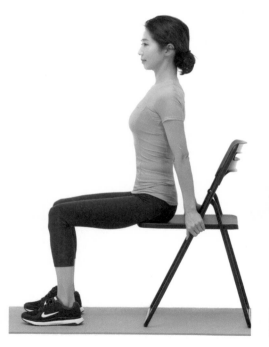
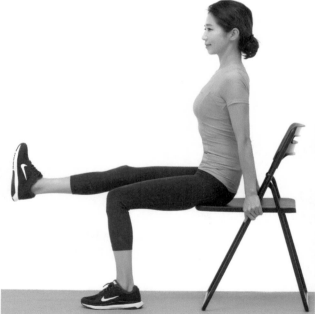

하체의 힘으로 버티기(스쿼트)

방법: 1. 다리를 어깨너비로 벌리고 두 팔을 어깨 높이로 든다.

2. 상체를 곧게 펴서 엉덩이를 뒤로 빼고 무릎은 90도까지 구부린다. 이때 턱은 당기고 가슴은 편다.

※ 허리가 구부러지지 않고 무릎이 발끝보다 나오지 않도록 주의한다.

3. 체중을 발뒤꿈치에 싣고 엉덩이와 다리에 힘으로 원래 자세로 돌아온다.

4. 10초씩 10회 반복한다.

효과: 허리부터 엉덩이, 허벅지 앞쪽과 뒤쪽 근육들을 이완시키는 전신 운동이다.

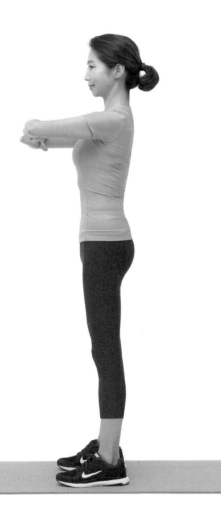

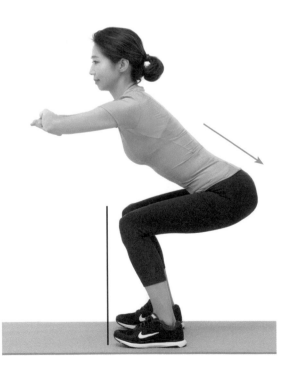

04 발목 파워 되찾은 태권도 유망주

하루는 키가 크고 건강해 보이는 십 대의 태권도 유망주가 내원했다.

"발차기를 하기 위해 발을 들어 올리거나 힘을 줄 때마다 통증이 심해요. 발을 땅에 딛지 못한 채 절뚝거리기 일쑤죠. 만약 수술이라도 받으면 국가대표가 되는데 지장이 생길 것 같고, 어떻게 치료해야 할지 난감해서 찾아왔습니다."

"훈련 중에 발목을 다친 적이 있나요?" 하고 묻자, 역시 예상했던 대답이 돌아왔다.

"훈련 중에 종종 발목을 접질리곤 했어요. 하지만 그때마다 충분한 치료를 받을 수 없었죠. 일시적으로 치료한 뒤 다시 훈련에 임해야 했으니까요."

문제는 발목 불안정성(Unstability). 운동선수다 보니 훈련 중에 몇 차례 발목을 심하게 접질린 채 제대로 회복될 겨를도 없이 관절에 염증이 생긴 상태로 시간이 흐른 것. 진단을 받은 뒤 일반적으로 체외충격파 치료를 받거나 인대 강화 주사를 맞으며 통증을 줄이기 위해 노력하지만 그것도 임시방편일뿐. 다시 물리적 충격을 받거나 발목이 꺾이면 통증이 악화된다.

"염증은 치료하면 좋아질 수 있지만, 발목 불안정성은 충분한 치료 기간이 필요합니다. 그 기간 동안은 발목을 사용하면 안 돼요."

"하지만 짧게는 몇 주, 길게는 한두 달 간격으로 대회가 잡혀 있으니 훈련을 쉴 수 없어요. 국가 대표가 되려면 몇 번의 토너먼트를 거쳐 실력을 쌓아야 하는 걸요."

울상을 짓는 그를 보니 안타깝기도 하고 답답하기도 했다. 대회를 포기하지 않으면, 아무리 효과적인 치료를 한다 해도 다시 악화될 것이었다.

"대회를 한두 달은 포기했으면 합니다."

"하지만 원장님, 올해 참가하는 대회는 모두 중요한 걸요."

우리 몸은 화이트 머슬과 레드 머슬로 구성되어 있다. 생선에 비유하면 흰 살 생선과 붉은 살 생선이 있는데, 두 근육은 역할이 다르다. 단거리 육상선수나 보디빌더의 몸을 구성하는 대부분의 근육은 화이트 머슬(White Muscle, 속근)이다. 반면 발레리나의 가는 몸은 레드 머슬(Red Muscle, 지근)이 발달해 있다. 필라테스를 오래 한 사람, 발레리나를 보면 몸은 가는데 힘은 아주 강하다. 이렇게 가늘고 힘센 몸을 원한다면, 레드 머슬이 발달되어야 한다. 그런데 통증은 대부분 레드 머슬을 활성화시키는 운동으로 다스린다. 이것이 바로 심부근육이며, 한 자세를 오래 견디는 지구력을 높이는 것이다. 반면 화이트 머슬은 유산소 운동으로, 순간 놀라운 힘을 발휘한다.

태권도 유망주는 심부근육을 발달시켜 통증을 줄이자는 내 제안에, 고개를 끄덕였다. 어렵게 대회를 포기하고, 더 높이 도약하기 위한 휴식의 시간을 갖기로 한 것이다. 나는 발목 불안정성을 치료하기 위해 레드 머슬(지근)을 발달시키는 운동을 처방했다. 밴드를 써서 좌우로 천천히 힘을 가하며 탄력 저항운동 즉, 어떤 힘에 저항하는 능력을 키우는 치료를 했다.

운동 치료를 마친 뒤, 그는 환한 얼굴로 나를 찾아왔다.

"발목의 통증으로 인해 잃었던 자신감을 회복했어요. 꼭 국가대표가 되어 다시 찾아뵐게요."

Doctor's talk

발레리나 몸 vs 보디빌더 몸

똑같이 운동을 3년간 해온 A양과 B양. A양은 발레리나 몸이 되고, B양은 보디빌더의 몸이 됐다. 무엇이 이들을 다르게 만들었을까? 필라테스나 발레는 몸을 가늘고 탄탄하게 만들고, 웨이트 트레이닝은 울퉁불퉁 근육질의 몸을 만든다. 이는 각각 레드 머슬(지근)과 화이트 머슬(속근)이 발달했기 때문이다. 지근은 참을 수 있는 능력을 키운다. 지근을 키우는 버티기 운동은 어렵고 힘들지 않다. 쉽고 간단하다. 대신 매일 꾸준히 해야 한다. 하루에 20~30분 TV를 보며 심부근육 키우는 운동을 하면 두세 달 후엔 내 몸이 바뀌는 걸 경험할 수 있다.

발목 안정성 회복하기

밴드로 발끝 잡아당기기

방법: 1. 바닥에 앉아 한쪽 다리는 무릎을 펴고 반대쪽 다리는 구부려서 발바닥을 이용해
      반대쪽 다리의 무릎이 움직이지 않도록 고정시켜 준다.

2. 밴드로 발을 감싼 뒤 몸 쪽으로 당겨 준다.

3. 이번엔 발끝을 몸 반대 방향으로 쭉 뻗는다.

※ 이때 가슴과 허리를 바르게 펴고, 무릎의 위치가 변하지 않도록 고정시킨다.

4. 양발을 번갈아가며 10초씩 20회 반복한다.

효과: 발목 근육을 이완시켜 유연하게 하며 운동 전후에 발생할 수
있는 부상을 막아 준다. 발목 수술 후 재활할 때 효과적인 운동이다.

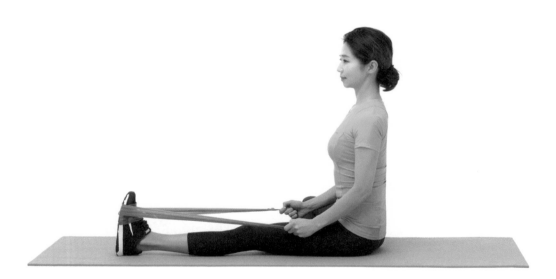

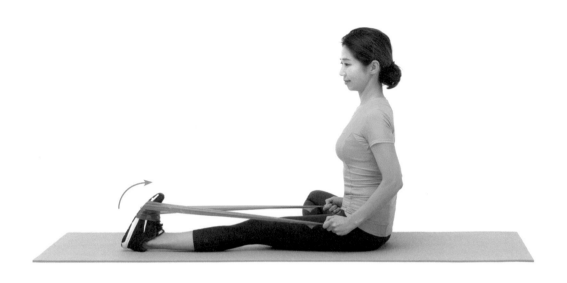

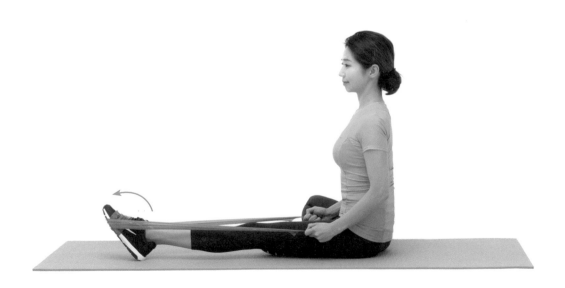

발목 안정성 회복하기

밸런스 코어 볼 위에 서서 한발 들기

방법: 1. 밸런스 코어 볼이나 푹신한 쿠션 위에 올라서서 몸의 중심을 잡는다.

2. 한쪽 발을 뗀다.

3. 이번에는 한쪽 무릎을 90도 각도로 구부려 위로 들어올린다.

※ 이때 상체가 좌우로 흔들리지 않도록 엉덩이와 복부 근육에 힘을 준다. 몸은 최대한 일자가 되도록 정렬을 맞추려 노력한다.

4. 양발을 번갈아가며 10초씩 10회 반복한다.

효과: 발목 주변 근육들의 안정성을 길러 주며 신체 내부의 감각을
자극시켜 올바른 근육을 사용할 수 있게 해주는 운동이다.

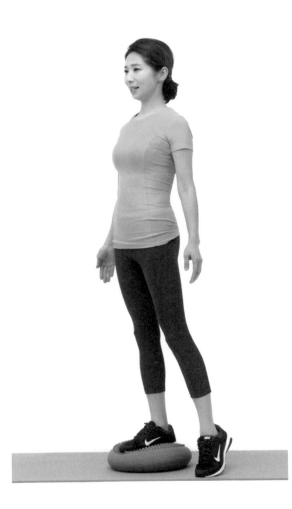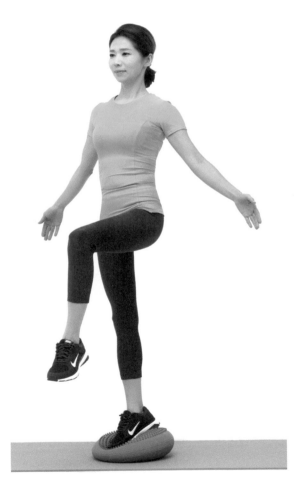

발목 안정성 회복하기

한발로 서서 바닥 짚기

방법: 1. 바로 선 자세로 시작한다.

2. 한쪽 다리를 뒤로 들고 상체를 천천히 앞으로 숙여 균형을 잡는다.

3. 손끝으로 바닥을 찍고 다시 제자리로 돌아온다.

※ 이때 허리가 구부러지지 않게 주의한다.

4. 양발을 번갈아가며 20회 반복한다.

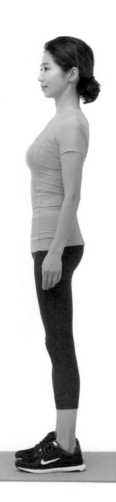

효과: 발목 주변의 작은 근육들을 활성화시켜 안정성을 기르는 데 효과적인 운동이다.

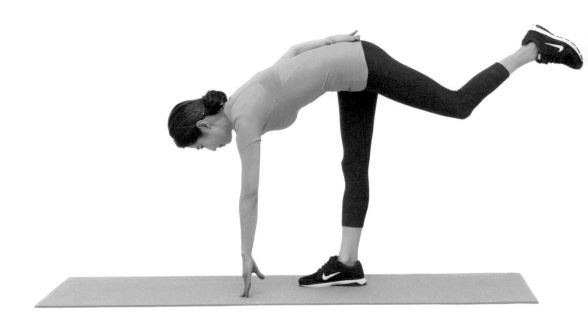

05 무릎 라인을 살리면
몸매에 균형이 잡힌다!

사십 대 중반의 무용 강사가 병원을 찾아왔다. 대학에서 무용을 가르치는데 언젠가부터 무릎 통증이 심해졌다고 했다.

"허리는 아프지 않으세요?"

"왜 안 아프겠어요. 무릎에서 허리까지 안 아픈 곳이 없어요. 무릎이 뒤로 빠지지 않게 똑바로 서면 왠지 엉거주춤한 것 같고 불편해요."

나쁜 건 알지만 고칠 수 없다면, 바른 자세를 가질 수 있는 몸을 만들어 주어야 한다.

"그동안 치료는 받아보셨나요?"

"무릎 통증 때문에 주사 치료나 물리 치료를 수없이 받았지만, 모두 그때뿐이더라고요. 평생 이렇게 통증을 느끼며 살아야 한다고 생각하면 우울합니다."

통증은 우리 몸의 균형이 깨지면서 나타나는 신호다. 신호를 무시하지 않는다면 얼마든지 치료가 가능하다.

"무릎이 과하게 뒤로 꺾이는 증상을 반장슬이라고 해요. 휜 다리의 일종이죠. 사실 반장슬은 발레나 무용, 리듬체조 등 예체능을 전공하는 학생들에게서 많이 볼 수 있어요."

반장슬은 보기에 좋지 않은 것도 문제지만, 무릎이 뒤로 꺾인 채 오래 서 있으면 신체의 균형이 깨지고 허리나 무릎, 골반 등에 통증을 일으킨다. 오(O)형 다리나 엑스(X)형 다리가 외측과 내측 균형이 맞지 않는 것이라면, 반장슬은 앞뒤 균형이 맞지 않는 것이다. 대개 허벅지 앞쪽 근육, 즉 대퇴 사두근의 힘이 떨어지면 반장슬이 생긴다. 따라서 일부러 무릎이 뒤로 꺾이지 않도록 서 있으려 해도 허벅지 안쪽 근육이 잡아주지 못해 저절로 반장슬이 생기는 것이다.

엑스레이를 보니, 고관절, 무릎 관절, 발목의 연결 모양이 일직선이 아니었다.

무릎 관절이 뒤로 빠져 있었다. 게다가 오(O)형 다리가 동반되어 있었다. 이렇게 반장슬은 오(O)형 다리나 엑스(X)형 다리가 동반되어 나타난다.

치료에 앞서 그녀가 한 가지 질문을 했다.

"원장님, 저처럼 사십 넘은 사람도 운동 치료로 효과를 볼 수 있나요? 이미 뼈가 굳었는데요."

"반장슬을 비롯해 오(O)형 다리, 엑스(X)형 다리 등의 휜 다리는 뼈 자체에 문제가 있는 것이 아닙니다. 정확히 말하면 휜 다리 주변의 근육과 인대가 이완되거나 수축되는 등의 문제가 생겨 정렬 상태가 틀어진 것이죠. 따라서 운동을 통해 근육과 인대를 강화하고 바로 잡아서 바른 정렬 상태가 된다면 충분히 교정 효과를 볼 수 있습니다."

운동 치료와 바른 보행법을 교육받은 뒤, 그녀는 통증에서 벗어날 수 있었다. 또 약해진 근육이 운동을 통해 강해지면서, 의식하지 않아도 바른 자세로 설 수 있게 되었다. 전보다 밝고 건강한 모습으로 학생들을 가르치고 있을 그녀를 생각하면 저절로 얼굴에 미소가 번진다.

Doctor's talk

휜 다리를 만드는 잘못된 생활 습관

- 동양인들은 좌식 생활에 익숙하다. 그러나 바닥에 앉는 습관이 휜 다리를 만들 수 있다.
- 어린아이를 자주 업어 주면 휜 다리가 될 수 있다.
- 하이힐을 자주 신으면 발 앞쪽만을 딛고 걷기에 휜 다리를 만든다.
- 출산 후 부적절한 산후조리로 고관절이 내회전하면 척추 측만증이 생기거나 골반이 틀어질 수 있다.
- 그밖에 다리 꼬는 습관, 장시간 삐딱하게 앉아 있는 습관, 한쪽으로 몸을 기울인 채 운전하는 습관, 구부정한 자세, 엎드려 있는 자세 등 평소의 나쁜 자세도 휜 다리를 만든다.

무릎 균형 잡기

옆으로 누워 발뒤꿈치 잡기

방법: 1. 팔베개를 하고 옆으로 누운 자세에서, 한쪽 발등을 엉덩이에 뒤쪽에 붙이고 손으로 잡는다.

2. 골반이 뒤로 빠지지 않도록 유의한다.

※ 이때 허리가 뒤로 꺾이지 않도록 한다.

3. 양다리를 번갈아가며 10초씩 10회 반복한다.

효과: 허벅지 앞쪽 근육을 늘리고 무릎 주변 근육을 풀어 주어
무릎 통증 완화는 물론, 예방에 효과적인 운동이다.

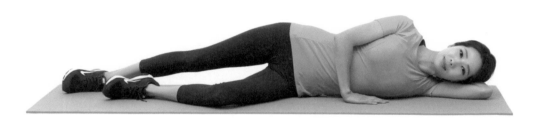

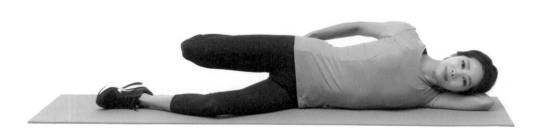

한쪽 다리 잡고 앉아 상체 숙이기

방법: 1. 상체를 곧게 펴고 두 다리를 앞으로 뻗어 앉은 다음, 오른쪽 다리를 접어
　　　　왼쪽 허벅지에 댄다.
　　 2. 배꼽이 먼저 닿는다는 느낌으로 상체를 앞으로 숙인다.
　　 3. 발끝을 몸 쪽으로 당기며 무릎을 바닥으로 눌러 주며 스트레칭한다.
　　 ※ 이때 무릎이 구부러지지 않도록 주의한다.
　　 4. 10초씩 10회 반복한다.

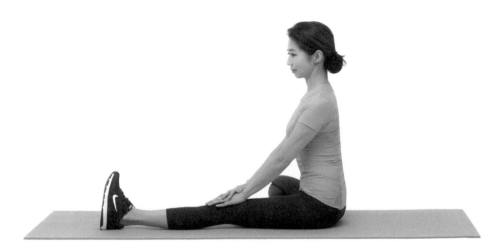

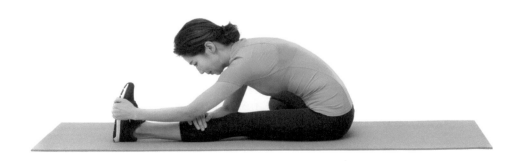

무릎 균형 잡기

엉덩이와 허리 들어 올리기

방법: 1. 누운 상태에서 발바닥에 쿠션을 대고 무릎을 세운다. 두 손은 손바닥이 바닥에 닿도록 한다.

2. 허리로 바닥을 누르고 꼬리뼈를 몸 쪽으로 말며 엉덩이를 위로 밀어 올린다.

※ 이때 발바닥으로 바닥을 누르고, 무릎 안쪽과 엉덩이는 조이며 위로 밀어 올리려 노력한다.

3. 10초씩 20회 반복한다.

효과: 아주 좋아하는 운동 중에 하나다. 적당한 강도로 온몸을 타이트하게 조이기에 탁월한 운동이다. 특히 누운 자세에서 팔은 바닥을 힘껏 밀면서 엉덩이를 서서히 들어올리면 흔들리는 팔뚝 살을 걱정할 필요가 없다. 엉덩이 근육은 물론 코어 전체를 강화시키며, 바른 자세를 유지할 수 있도록 돕는 근육들을 단련시킨다.

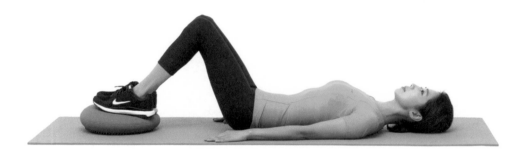

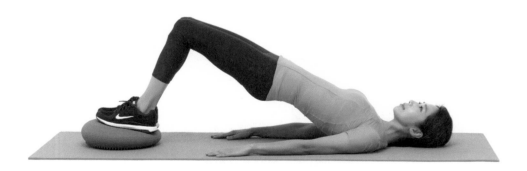

폼 롤러 이용한 허벅지 마사지

방법: 1. 옆으로 누운 상태에서 허벅지 중간에 폼 롤러를 대고, 한쪽 팔꿈치를 90도 각도로 구부려 몸을 지탱한다.

2. 폼 롤러를 위아래로 움직이며 고관절부터 무릎 위까지 2분간 마사지한다.

※ 이때 주머니 라인을 따라서 마사지하며 골반이 뒤쪽으로 치우치지 않도록 주의한다.

효과: 어깨 근육과 몸을 당겨 주는 복부 근육을 단련시킨다. 허벅지 외측 근육을 마사지해 예쁜 다리 라인을 만들어 준다.

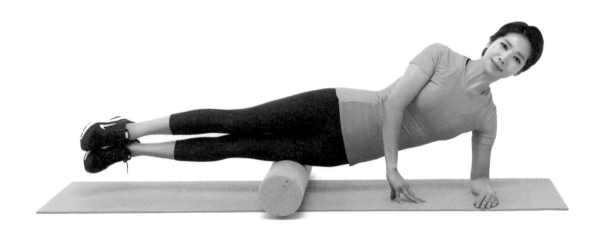

하체 강화 운동

두팔 들고 상체 뒤로 젖히기

방법: 1. 무릎을 어깨너비로 벌리고 양손을 앞으로 뻗는다.

2. 발등으로 바닥을 누르고 머리부터 골반까지 몸이 일자가 되도록 유지하며 상체를 뒤로 밀어 준다.

3. 엉덩이를 조이고 허벅지에 힘을 주어 몸을 지탱하며 그대로 10초간 유지한 뒤 제자리로 돌아온다.

※ 이때 엉덩이가 뒤로 빠지지 않게 주의한다.

4. 10초씩 15회 반복한다.

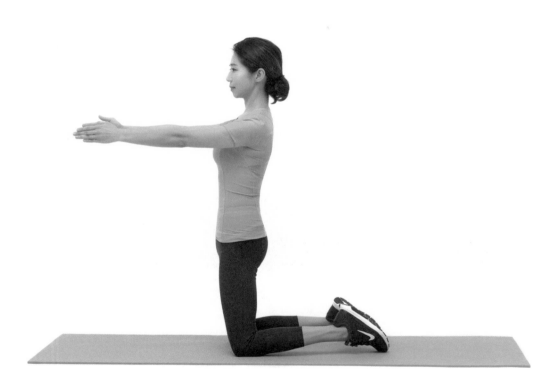

효과: 골반 안정성을 길러 주고 골반 근육을 강화하는데 효과적인 운동이다.
자세를 유지할 때 사용하는 근육들을 한꺼번에 강화시킨다.

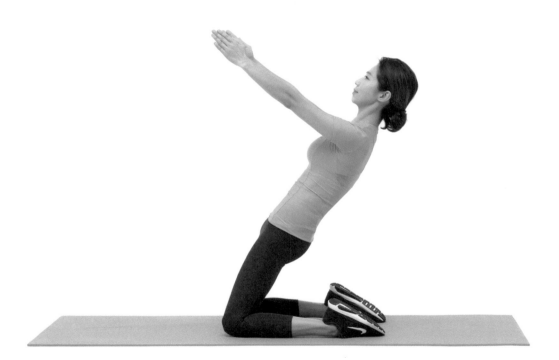

06 한쪽 바지만 바닥에 끌려요

결혼 적령기에 접어든 삼십 대 여성이 어머니 손에 이끌려 병원을 찾아왔다. 그런데 진료실에 들어서는 그녀의 걸음걸이가 부자연스러웠다. 다리를 살짝 저는 듯했다. 어머니가 나서서 딸의 상태를 설명하기 시작했다.

"우리 애가 이제 결혼도 해야 하는데 다리를 저네요. 바지를 입어도 한쪽 바짓단이 끌리고, 구두 굽도 한쪽만 유독 닳아 자주 교체해야 해요. 혹시 다리 길이가 다른 건 아닌가 싶어 걱정이 되어 왔어요."

"바지가 끌리는 게 어느 쪽인가요?"

"오른쪽 다리요. 중3때부터였던 것 같아요. 한쪽 다리가 더 길게 느껴졌는데, 그러다 말겠지 하고 대수롭지 않게 생각했어요. 서 있을 때 왼쪽 다리를 쫙 펴면, 오른쪽 다리는 까치발을 해야 할 정도예요. 상대적으로 긴 쪽을 구부리고 있다 보니 늘 무릎이 아프고, 조금 많이 걸었다 싶은 날엔 다리도 통통 부어요."

한창 연애할 나이에 다리 길이 차이로 인해 얼마나 스트레스를 받고 있을까 생각하니, 안타까운 마음이 들었다.

다리 길이가 다르다고 찾아오는 환자들 대부분은 '다리 길이 = 뼈 길이'라고 생각하며 암울한 표정을 짓는다. 하지만 실제로 검사해 보면, 뼈 길이에 차이가 나는 경우는 매우 드물다. 1.5cm 미만은 정상으로 본다. 같다고 보는 것이다. 골반의 변형에 따라 다리 길이가 달라질 수 있기 때문이다. 따라서 뼈 길이의 차이인지, 골반 변이에 의한 차이인지를 구분해서 치료해야 한다.

골반 변이에 의한 다리 길이 차이라면 골반을 바로잡으면 자연스럽게 다리 길이도 같아진다. 허리에서 내려오는 근육이 좌우로 잡고 있는데, 허리가 한쪽으로 기울어지면서 오른쪽 골반과 왼쪽 골반의 근육이 달라지는 것이다. 근육이 하는 일이나 힘이 달라지면 그 근육이 잡고 있는 뼈의 위치가 달라진다. 따라서 짧다고 느끼는 한쪽 다리를 늘리는 치료가 아니라 기울어진 허리를 바로잡아 골반의 균형을 맞추는 것이 중요했다.

그런데 이 환자의 경우는 예상을 빗나갔다. 엑스레이상에서 다리 길이가 2*cm* 차이가 났다. 이를 편측비대증이라 한다. 보통 이런 환자는 유아기 때부터 한쪽 다리가 더 길거나 굵거나 커지기 시작한다. 그러다 보니 외모 콤플렉스를 갖게 된다. 이 환자 역시 왼쪽 다리가 더 길어서 무릎을 습관적으로 굽혀 두 다리의 길이를 맞추려고 노력해 온 것이다. 그러니 걸을 때는 물론 서 있는 자세도 부자연스러울 수밖에 없다. 긴쪽 다리는 걸을 때 충격을 받아서 아프고, 짧은 쪽 다리는 체중이 실리니 무릎에 통증이 생길 수밖에 없는 것.

사실 다리 길이 차이로 인한 통증은 완전히 치료할 수 없다. 하지만 운동을 통해 통증을 절감할 수는 있다. 운동을 안 하면 당연히 통증이 재발한다. 무릎 근육을 강화시키고 최대한 고관절 주변의 가동 범위를 넓히는 운동을 처방했다. 이 상태에서 최대한 통증 없이 살 수 있도록 하는 게 최선의 치료다.

Doctor's talk

편측비대증 vs 골반 변이에 의한 다리 길이 차이

다리 길이의 차이로 인해 허리와 무릎에 통증을 느끼고 있다면, 우선 다리 길이에 차이가 있는지 체크해야 한다. 실제 다리 길이가 다르다면 편측비대증이지만, 골반이 한쪽으로 기울어져서 다리 길이가 다르게 나타나는 경우도 많다. 편측비대증이라면 양쪽 무릎의 근육을 강화시켜 통증을 줄이는 운동이, 골반 변이에 의한 것이라면 골반의 균형을 잡아주고 무릎 근육을 강화시키는 운동이 필수이다.

다리 균형 잡기

옆으로 누워 다리 들기

방법: 1. 팔꿈치를 90도로 한 채 옆으로 누워, 엉덩이는 바닥에 붙인다.

2. 엉덩이를 들어 올려 상체와 하체가 대각선이 되도록 만들어 10초간 유지한다.

※ 이때 엉덩이가 뒤로 빠지지 않도록 하며 몸통과 허벅지 안쪽 근육을 조여 몸 전체
가 흔들리지 않게 한다.

3. 10초씩 20회 반복한다.

효과: 외복사근을 강화하는 운동으로, 어깨와 몸통, 고관절 근육들을 탄탄하
게 만들어 주는 전신 운동이다.

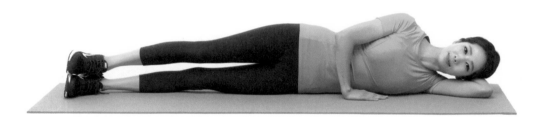

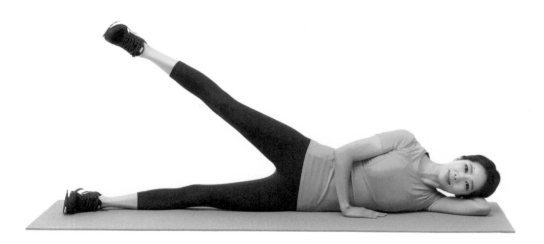

누워서 다리 당기기

방법: 1. 왼쪽 다리를 오른쪽 다리 위에 올리고 왼쪽 무릎은 살며시 내린다.

2. 두 손으로 오른쪽 다리 안쪽을 감싸 안고 숨을 내뱉으며 가슴 쪽으로 당긴다.

※ 다리를 가슴 쪽으로 당길 때 숨을 내쉬고, 날개 뼈와 꼬리뼈는 바닥에서 떨어지지 않도록 눌러 준다.

3. 10초씩 10회 반복한다.

효과: 의자에 오랜 시간 앉아 있는 사람에게 흔히 나타나는 허리통증의 원인이 좌골 신경통이다. 좌골 신경을 근육이 압박하면서 마치 디스크와 유사한 증상이 나타난다. 이 운동을 2~3일만 하면 거짓말처럼 통증이 사라진다. 이 근육을 늘려 주어 엉덩이 근육의 사용을 활성화시킨다.

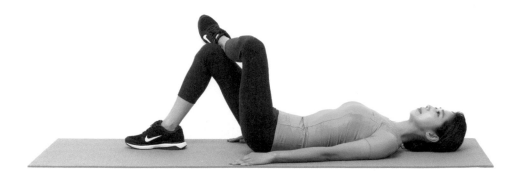

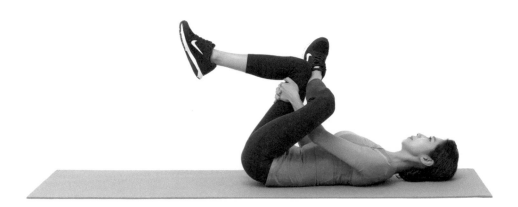

하체 강화 운동

기어가는 자세에서 한쪽 다리 들기

방법: 1. 엎드린 상태에서 두 손을 펴고 무릎을 90도 각도로 굽혀 기어가는 자세를 만든다.

2. 한쪽 다리를 들고 무릎을 펴서 그대로 뒤로 뻗어 10초간 정지한다.

※ 이때 반대쪽 골반이 앞으로 밀리거나 내려가지 않도록 주의하며, 다리를 뻗을 때는
  엉덩이에 힘을 주어 위쪽으로 밀어 준다.

3. 10초씩 20회 반복한다.

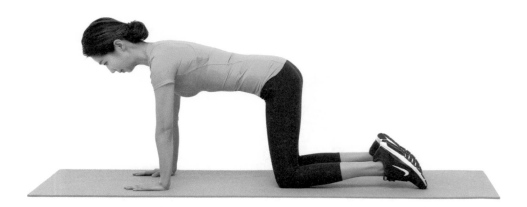

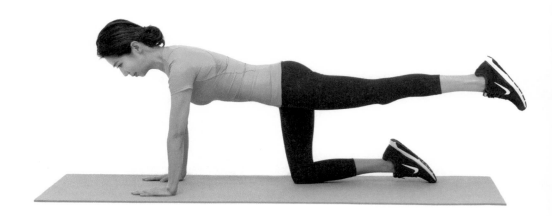

엎드려 한쪽 다리 들어 올리기

방법: 1. 엎드린 상태에서 한쪽 무릎을 90도 각도가 되도록 굽힌다.

   2. 양쪽 엉덩이에 힘을 주면서 무릎을 위로 들어올려 10초간 그대로 유지한다.

   ※이때 엉덩이가 한쪽으로 치우치지 않도록 반대쪽 엉덩이에도 동시에 힘을 주어 중심을 잡는다.

   3. 10초씩 15회 반복한다.

효과: 대둔근을 강화하며 골반의 정렬과 안정성을 높인다.

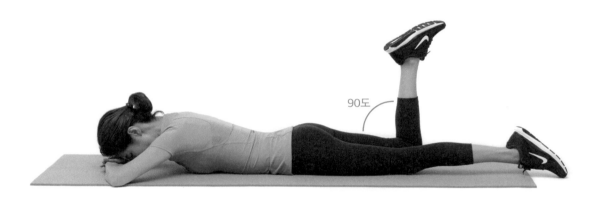

90도

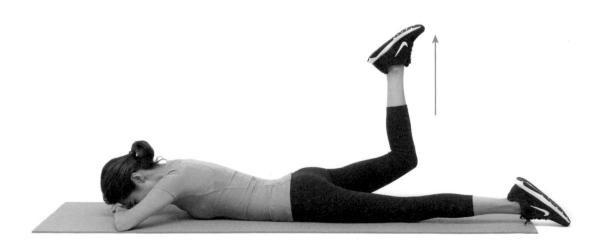

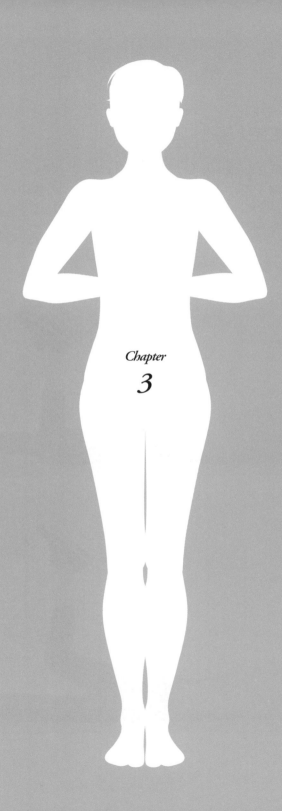

Chapter

3

턱과 목
통증 ZERO 홈트

01 얼굴 좌우가 비대칭이에요!

이십 대 대학생이 진료실에 들어섰다. 작은 체구에 얼굴도 조그마했다. 학생이 입을 열기 전, 엄마가 먼저 말을 꺼냈다.

"우리 아들이 대학원을 준비하고 있는데, 턱관절이 늘 아파서 힘들어 해요. 치과며 대학병원 구강외과며 안 받아 본 치료가 없는데, 잘 낫지 않네요."

환자는 간단한 물리치료와 진통제 처방, 온찜질 등이 치료의 전부였다고 했다.

검사 결과, 그는 경추와 두개골의 위치가 많이 틀어져 있었다. 환자들 대부분은 뼈 한쪽이 틀어졌다고 생각하지만, 뼈 자체에 해부학적 문제가 있는 사람은 거의 없다. 대부분 뼈를 연결하는 과정에 문제가 있는 것.

"운동하는 게 있나요?" 하고 묻자 또다시 엄마가 대답했다.

"운동할 시간이 어디 있어요. 어려서부터 천재, 영재 소리 듣고 큰 아이라 늘 책상에 앉아서 책만 보고 있죠. 지금도 대학원 준비 중이라 눈코 뜰 새 없이 바빠요."

우리 병원 치료는 운동이 필수인데, 운동할 시간이 없다니 난감했다. 일단 어금니 안쪽에 손가락을 넣어 한쪽은 잘 맞고 한쪽은 맞지 않음을 확인시킨 뒤, 부정 교합을 교정해 주었다. 턱관절이 닫히고 열리는 게 부드러워지니 "신기해요." 하면서 감탄했다. 그러나 이러한 교정은 우리 머릿속에 저장된 메모리에 의해 24시간 안에 이전 상황으로 다시 돌아간다. 뇌의 메모리를 바꾸기 위해서는 명심해야 할 숫자가 있다. 바로 24와 72다. 72시간을 넘기 전에 반복하되, 스물네 번은 반복해야 뇌의 메모리를 바꿀 수 있다. 3일에 한 번, 최소 24회 꾸준히 운동을 해야 하는 것이다. 혹 "스물네 번이나요?" 하고 반문할지도 모른다. 그러나 스물네 번만 하면 평생을 건강하게 살 수 있는데 못할 게 뭐 있나.

그런데 턱관절 부정 교합과 안면 비대칭은 반드시 두통을 동반한다.

"두통이 좀 심했을 텐데요." 하고 묻자, 아니나 다를까 "얘요? 두통 클리닉 엄청 다녔어요." 하며 엄마가 답답함을 토로했다. 두통은 물론 만성 피로로 인해 아침에 일어나기도 힘들어한다고 했다. "저는 이 녀석이 밤새 공부를 많이 해서 늘 저렇게 피곤한 것이려니 했죠. 그런데 얘는 아무리 많이 자도 피곤하대요."

턱관절 부정 교합으로 인한 만성 피로감은 삶의 질을 떨어뜨려 반드시 개선해야 한다. 운동도 못하고 아무리 자도 피곤하기만 하며 잘 때 이갈이를 하기도 한다.

턱관절 이상을 호소하는 환자라고 해서 턱만 엑스레이를 촬영하는 것이 아니다. 전 척추를 다 촬영한다. 동시에 치료하지 않으면 개선되기 어렵고 재발하기 쉽기 때문이다. 동시에 치료해야 완전히 치료할 수 있으며, 생활습관 자체를 개선하기 위한 치료가 이루어져야 한다.

이 학생 역시 턱관절 부정 교합과 일자목 증상이 함께 있었다. 스트레스를 받으면 측두엽, 두개골 측면, 두개골 후하방, 목과 어깨, 능형근이라는 날개 뼈 사이에 있는 근육이 강하게 수축하는데, 이로 인해 일자목이 동반되는 것이다.

따라서 턱관절 밸런스를 맞추기 위해 목과 어깨까지 연결된 근육을 이완시키고, 하악과 상악을 연결하는 근육을 사용하도록 하고, 목과 경추 등 뒤쪽 목 근육을 강화시키고 앞쪽 목 근육은 이완시키는 운동을 처방했다.

Doctor's talk

턱관절 부정 교합의 3대 증상

턱관절 부정 교합의 3대 증상은 턱에서 딱딱 소리가 나고 아픈 것이다. 그리고 목과 어깨 통증, 두통이다. 턱관절이 틀어지면 3차 신경을 과도하게 자극하게 된다. 3차 신경은 눈, 코, 입, 측두엽, 우리 몸통으로 내려가는 신경의 뿌리라 할 수 있다. 그 뿌리의 어느 부위를 자극하느냐에 따라 눈이 침침할 수도, 코에 비염이 생길 수도, 두통이 올 수도 있다.

비대칭 턱관절 바로잡는 운동

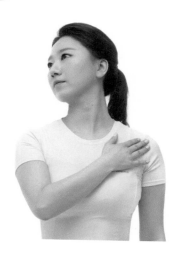

목과 어깨 대각선 늘이기

방법: 1. 시선이 45도로 옆을 향하도록 목을 돌린
     뒤, 반대쪽 어깨에 손을 올린다.
    2. 어깨가 앞으로 말리지 않도록 바깥쪽으로
     지그시 밀어 준다. 이때 반대쪽 어깨에 힘
     이 들어가지 않도록 주의한다.
    3. 양쪽 10초씩 10회 반복한다.

효과: 나이가 들면서 목과 어깨 라인이 무너지
면 의료 시술을 받아도 나이 들어 보이는 것을
막을 수 없다. 이 동작을 꾸준히 하면 목과 어깨
라인이 회복된다.

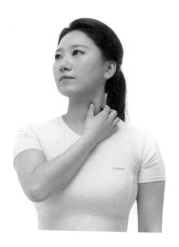

목 근육 마사지 (흉쇄유돌근 마사지)

방법: 1. 시선이 45도로 옆을 향하도록 목을 돌린
     뒤, 이때 밖으로 두드러지게 보이는 근육을
     확인한다.
    2. 엄지와 검지로 근육을 깊숙이 잡고, 아래에서
     부터 위아래로 주무르며 2분간 마사지한다.
    ※ 위로 가면서 두꺼워지는 근육이기 때문에
     위와 아래를 번갈아가며 주물러 준다.

효과: 아름다운 목선을 만들어 주고, 목 주름을
없애는 데 탁월하다. 목, 어깨 주변 근육의 탄력
을 유지해 줘 동안 만들기에 필수적인 마사지다.

두피 마사지(측두근 마사지)

방법: 가볍게 주먹을 쥔 상태로 가운데 손가락 두
번째 마디를 사용하여 귓바퀴 바로 위(측두엽)
두피를 아래, 위 방향으로 2분간 마사지한다.

효과: 집중력 향상, 두피 혈액 순환 증진, 얼굴
주름이 귀 앞쪽에서 시작되므로 꾸준히 할 경
우 안면 근육에 탄력이 생긴다.

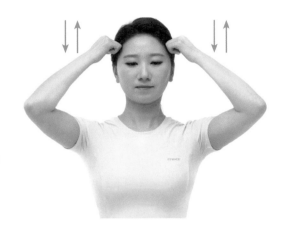

턱 마사지(교근 마사지)

방법: 1. 이를 꽉 물고 턱 부분에서 두드러지게 드러나
는 근육을 확인한다. 마사지할 위치를 확인한
뒤 꽉 물었던 이의 힘을 풀어 준다.
2. 손에 주먹을 쥔 뒤 가장 뾰족한 관절을 이용해
그 부분을 위아래 방향으로 2분간 마사지한다.

효과: 세안할 때 비누를 얼굴에 묻히고 마사지
하는 습관을 가지면 좋다. 얼굴을 V 라인으로
만드는 데 효과적이다.

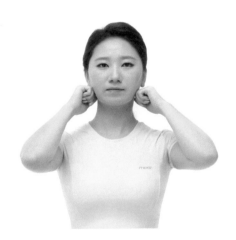

02 운동을 꾸준히 하는데 왜 더 아플까요?

남편은 철인 3종 경기가 취미인데 본인은 항상 물젖은 솜 같다는 40대 여성이 찾아왔다.

공무원인 아내는 일하랴 살림하랴 아이 키우랴 눈코 뜰 새 없이 바빠 늘 심신이 지쳐 있는데, 그녀의 남편은 정반대였다. 스포츠 마니아인 남편이 진료실에 들어오자마자 나는 농담 반 진담 반으로 핀잔을 줬다. 그도 그럴 것이 아내가 먹는 제대로 된 끼니라곤 직장에서 먹는 점심 식사가 전부고, 아이들 챙겨 먹이느라 막상 자신의 끼니는 잘 못 챙겨 먹었다. 아내는 늘 스트레스와 과로에 시달리는 탓에 잠을 자도 잔 것 같지 않고, 먹어도 늘 속이 허한 상태로 살고 있었다. 그런데 정작 함께 가정을 이끌어가는 남편은 주말에도 취미 활동으로 바빴다. 덕분에 아내는 주말마다 독박 육아를 해야 했고, 풀리지 않는 피곤이 차곡차곡 쌓이면서 퇴행성 디스크와 심각한 복부 비만 등이 생겨 몸의 모든 균형이 깨진 상태였다. 게다가 폐경기 호르몬의 변화가 왕성한 시기에 속에서 울컥 화가 치밀 때가 어디 한두 번이었겠는가. 자식에게 풀 수도 없고, 해맑게 운동하고 돌아온 남편에게 풀 수도 없고, 늘 혼자 전전긍긍하며 속으로 삭이는 삶을 살았던 것이 근본적인 병의 원인이었다. 병의 원인이 그 사람의 삶 속에 있었다.

아내가 운동 치료를 받는 동안, 남편이 진료실에 찾아왔다.

"저도 진료를 받고 싶어요. 운동하다가 목을 심하게 땅에 부딪혔는데 그 뒤 계속 뻐근하고 아프네요."

검사 결과, 그는 산악자전거를 타다가 생긴 외상으로 인해 목 디스크가 생겼을 뿐 아니라 허리 디스크도 앓고 있었다. 사십 대 초반으로, 누가 봐도 근육으로 똘똘 뭉쳐 있는 건강한 체형이었다.

"목 디스크는 외상으로 인한 것이니 이해한다 해도, 허리 디스크는 전혀 예상치 못했어요. 통증이 없었거든요."

탄탄한 근육이 받쳐 주고 있었기 때문에 디스크가 더 이상 밖으로 밀려나가지 않았던 것이다. 그런데 몸의 통증을 호소하는 사람들에게 나는 심부근육 강화 운동을 처방한다. 기본적으로 모든 통증의 원인은 근육을 적절히 사용하지 않아서이다. 근육을 너무 사용하지 않아서 근육을 조금만 사용해도 아픈 사람이 있는 반면, 너무 많이 사용해서 아픈 사람도 있다. 이른 바 '오버 유즈 신드롬(Over Use Syndrome)' 즉 과사용증후군이다.

그의 몸을 탱글탱글하게 만들어 준 근육은 대근육이었던 것. 그러나 통증을 잡으려면 대근육보다는 심부근육에 집중해야 한다. 심부근육이 몸 전체 균형을 잡아 주고 있어야 대근육이 발달해도 우리 몸이 견딜 수 있다. 역도 선수를 떠올려 보자. 역도는 과학이라 할 수 있다. 무거운 바벨을 들기 위해서는 힘만으로는 안 된다. 힘만 쓰면 부상을 입을 수 있다. 바벨을 드는 각도, 균형, 드는 순간 체중 분산하는 방법을 일상생활에서도 적용할 수 있다. 다시 말해, 몸의 통증은 균형과 체중 분산이라는 개념부터 출발해 해결책을 찾아야 한다.

Doctor's talk

심부근육에 집중하세요!

운동을 좀 한다는 사람, 근육질의 남녀를 보면 대부분 겉으로 보이는 근육만 커져 있다. 우리 몸을 통증 없이 건강하게 유지시켜 주는 심부근육은 약한 경우가 많다. 심부근육이란 뼈와 뼈를 잡아 주어 사람이 바르고 안정된 자세를 유지하도록 돕는 작은 근육을 말한다. 뼈에 가장 가깝게 붙어 있는 심부근육이 약하면, 관절에 통증이 생기기 쉽다. 근육을 키우겠다며 휘트니스센터에서 무리한 운동을 시작했다가는 겉 근육에 과부하가 걸려 오히려 근육 통증이 나타날 수 있으며, 인대가 손상이 오거나 관절염도 생길 수 있다.

목 디스크 예방하는 운동

목과 어깨 옆으로 늘이기

방법: 1. 정면을 바라본 상태에서 손바닥으로 정수리를 감싸며 손끝을 당기면서 호흡을 내쉰다.
　　　　이때 양쪽 불이 정면을 보게 하며 반대쪽 어깨에 힘이 들어가지 않도록 주의한다.
　　　2. 양쪽 10초씩 10회 반복한다.

효과: 좌우 목에서 어깨까지 연결된 근육이 이완되어 시원한 느낌을 받는다.

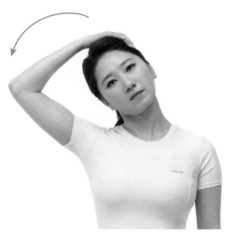

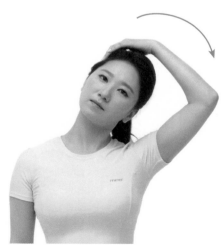

뒷목 근육 늘이기

방법: 1. 귀 높이에서 두 손을 깍지 껴 머리 뒤로 올린다.
    2. 팔꿈치를 평평하게 유지한 채, 호흡을 내쉬며 머리
       를 뒤쪽으로 지그시 밀어 준다. 이때 너무 과하게
       뒤로 밀어 등이 구부정해지지 않도록 주의하고 머
       리를 뒤로 미는 힘과 버티는 힘이 동일해야 한다.
    3. 10초씩 20회 반복한다.

효과: 머리가 앞으로 나오면 어깨가 구부정하게 굽어 나
이가 들어 보인다. 뒷목 근육을 강화하는 운동을 하면 견
갑골 사이 근육까지 자극하여 일자목을 예방하고 치료
하는 데 도움이 된다.

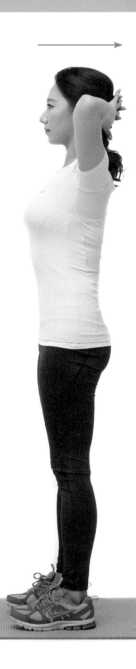

짐볼 위에서 골반 앞뒤로 밀기

방법: 1. 짐볼 위에 앉아 머리부터 갈비뼈까지 일직선이 되도록 상체를 고
　　　정하고 골반을 앞뒤로 천천히 움직인다. 이때 무릎이 앞뒤로 움직
　　　이지 않도록 주의한다.
　　2. 엉덩이를 뒤로 밀 때 숨을 들이마시고 앞으로 당길 때 숨을 내쉰다.
　　3. 5초씩 밀어 주며 3분간 반복한다.

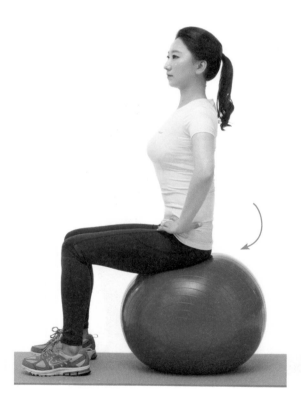
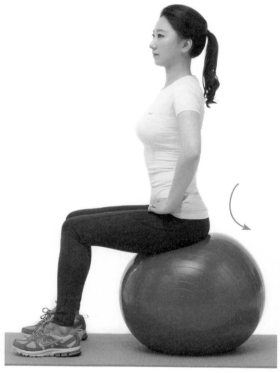

132

짐볼 위에서 골반 좌우로 밀기

방법: 1. 골반 앞뒤로 움직이기와 동일하게 머리부터 갈비뼈까지 상체를 고정하고 골반을 좌우로 천천히 끌어올리듯이 옆으로 밀어 준다.

※ 이때 좌우 어깨가 고정되어야 하며 옆으로 밀 때 숨을 내쉬고 제자리로 돌아올 때 들이마신다. 다시 반대쪽으로 밀 때 숨을 내쉬고 제자리로 돌아올 때 들이마시기를 반복한다.

2. 5초씩 밀어 주며 3분간 반복한다.

효과: 골반 움직임을 자연스럽게 유지하는 것이 젊음을 유지하는 것이다. 허리가 건강해질 뿐 아니라 나이답지 않게 유연하다는 말을 들을 것이다.

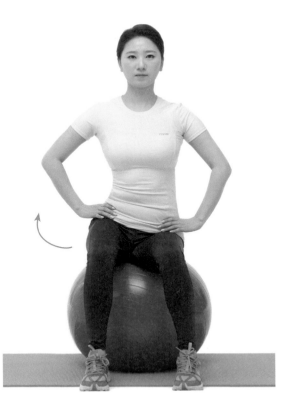
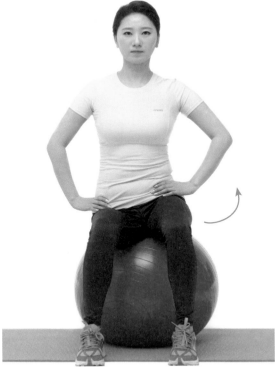

엎드려 팔다리 들어 올리기

방법: 1. 엎드린 상태에서 양쪽 골반이 바닥에 닿도록 하체를 눌러 준다.

2. 엉덩이를 조이면서 상체와 하체를 동시에 들어올린다. 이때 팔과 다리가 구부러져서는 안 되며, 고개를 과도하게 들지 않도록 주의한다. 시선은 바닥에서 45도 위로 고정시킨다.

3. 10초간 버틴 뒤 제자리로 돌아오기를 20회 반복한다.

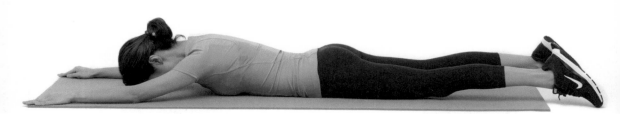

효과: 남녀노소 누구에게나 권하고 싶은 운동이다. 남자를 남자답게, 여자를 여자답게 바디 라인을 예쁘게 만들어 준다. 특히 척추 기립근을 강화하여 튼튼한 목과 허리를 갖게 되니 1석 2조의 효과를 준다.

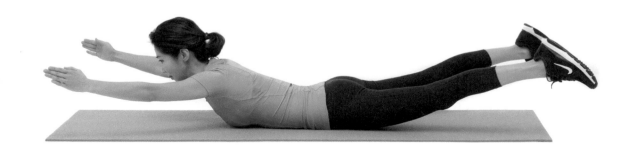

03 중년에 되찾은 V 라인

생물학과 교수 한 분이 진료실을 찾았다. 지긋지긋한 두통으로 인해 안 받아 본 치료가 없는 그는 턱관절 이상이 두통을 유발하는 원인일 수 있다는 생각에 우리 병원을 찾았다.

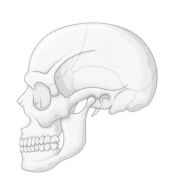

진료실에 들어서는 그를 보며 놀랐다. 사십대 중반의 나이임에도 불구하고 흰머리가 많은 데다 심한 사각턱이었다. 그가 다짜고짜 물었다.

"두통이 턱관절 때문에 올 수도 있다면서요?"

"그렇습니다. 눈이 침침하고, 비염도 떨어지질 않고, 속도 울렁거리니 컨디션이 늘 안 좋으시죠?"

진료실에 앉아서 하루에도 수십 명의 환자와 마주하며 문진하고 세세히 설명하다 보니, 이젠 얼굴만 봐도 그가 어디가 안 좋은지 안다.

"어떻게 아셨어요?"

검사 결과, 전형적이 일자목을 동반한 턱관절 부정 교합이었다. 두통은 두개골 근육 수축으로 인해 생기는 것이었다.

"그런데 밤에 잘 때 이 갈지 않으세요?" 하고 묻자, 그가 답했다.

"아내가 그것 때문에 만날 잔소리예요. 이갈이 탓인지 아침에 일어나면 턱이 어찌나 뻐근한지 몰라요."

"낮에 이를 악 무는 습관이 있지 않느냐"고 되물었다. 골몰히 무언가를 생각하던 그가 "맞아요"라고 답했다. 긴장하거나, 무언가에 몰두할 때 자신도 모르게 이를 악 물어서 두통이 생기는 것. 그는 아내의 권유로 한의원에서 진료를 받고 구강 내 장치를 밤에 끼고 잤다고 했다. 이갈이가 심하면 치아가 닳아 나중에 인공

치아를 이식해야 하는 불상사가 생길 수도 있다. 이를 막기 위해 구강 내 장치를 끼는 것. 하지만 내 생각은 달랐다.

"구강 내 장치는 이제 끼지 마세요. 이 악무는 습관을 없앨 거예요. 그럼 밤에 이갈이가 사라질 겁니다."

밤의 수면 시간은 낮의 행동을 복습하는 시간이다. 낮 시간에 어떤 행동을 하느냐가 중요하다. 따라서 낮에 이를 악물지 않으면 된다. 아울러 잘못된 생활 습관이 턱관절 부정 교합을 유발한다는 사실을 충분히 인지시켰다.

"턱을 괴거나, 질기고 딱딱한 음식을 즐겨 먹거나, 옆으로 누워 자거나 엎드려 자는 습관, 다리 꼬는 습관은 버리셔야 합니다."

그러자 그가 주춤거리며 입을 열었다.

"그런데 제가 오도독뼈를 무척 좋아해요."

아무리 삶의 기쁨을 주는 음식이라 해도 턱관절을 위해서라면 작별을 고하는 게 당연한 일.

"3개월만 오도독뼈 끊으세요."

악관절을 치료할 때는 일자목도 함께 치료해야 한다. 쉽게 말해 이 둘은 '절친'이라 해도 과언이 아니다. 턱관절 부정 교합이 있으면 머리가 앞으로 나오면서 앞쪽 목 근육이 짧아져 턱관절 부정 교합이 더 심해지기 때문이다.

결국 턱관절 부정 교합으로 인한 두통으로 병원을 찾았지만, 치료는 일자목과 골반 불균형까지 함께 이루어졌다. 부정 교합 치료를 위해 낮에 밸런스 유지 장치를 끼게 해, 밤에 빼고 자더라도 낮 동안 양쪽 밸런스가 유지되던 자극이 기억으로 전달되어 점차 이갈이가 사라졌다.

3개월 뒤, 턱 선이 전보다 훨씬 부드러워졌고, 게슴츠레하던 눈도 동그래졌다.

"개안된 느낌이에요. 머리가 가벼운 것은 말할 것도 없고요."

Doctor's talk

나이 들어 보이는 사각턱

젊어서는 턱선이 V 라인이던 사람도 나이들수록 90에 가까운 각이 형성된다. 교근(Masseter)이 발달하면서 사각턱이 심해지는 것이다. 교근은 아래턱을 올려 저작 활동을 돕는 근육으로, 씹을 때 근력이 발달하며 커진다. 그래서 근육 수축을 위해 보톡스를 맞기도 한다. 턱관절 부정 교합을 운동으로 치료하면 중년에도 V 라인을 가질 수 있다.

V 라인 만드는 턱관절 운동

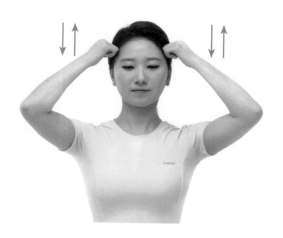

두피 마사지(측두근 마사지)

방법: 가볍게 주먹을 쥔 상태로 가운데 손가락 두
번째 마디를 사용하여 귓바퀴 바로 위(측두엽)
두피를 아래, 위 방향으로 2분간 마사지한다.

효과: 집중력 향상, 두피 혈액 순환 증진, 얼굴
주름이 귀 앞쪽에서 시작되므로 꾸준히 할 경
우 안면 근육에 탄력이 생긴다.

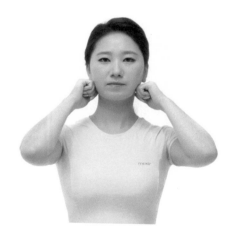

턱 마사지(교근 마사지)

방법: 1. 이를 꽉 물고 턱 부분에서 두드러지게 드러나
는 근육을 확인한다. 마사지할 위치를 확인한
뒤 꽉 물었던 이의 힘을 풀어 준다.
2. 손에 주먹을 쥔 뒤 가장 뾰족한 관절을 이용해
그 부분을 위아래 방향으로 2분간 마사지한다.

효과: 세안할 때 비누를 얼굴에 묻히고 마사지
하는 습관을 가지면 좋다. 얼굴을 V 라인으로
만드는 데 효과적이다.

목 근육 마사지(흉쇄유돌근 마사지)

방법: 1. 시선이 45도로 옆을 향하도록 목을 돌린 뒤, 이 때 밖으로 두드러지게 보이는 근육을 확인한다.
2. 엄지와 검지로 근육을 깊숙이 잡고, 아래에서부터 위아래로 주무르며 2분간 마사지한다.
※ 위로 가면서 두꺼워지는 근육이기 때문에 위와 아래를 번갈아가며 주물러 준다.

효과: 아름다운 목선을 만들어 주고, 목 주름을 없애는 데 탁월하다. 목, 어깨 주변 근육의 탄력을 유지해 줘 동안 만들기에 필수적인 마사지다.

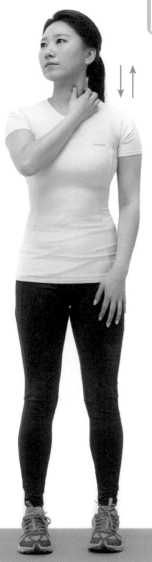

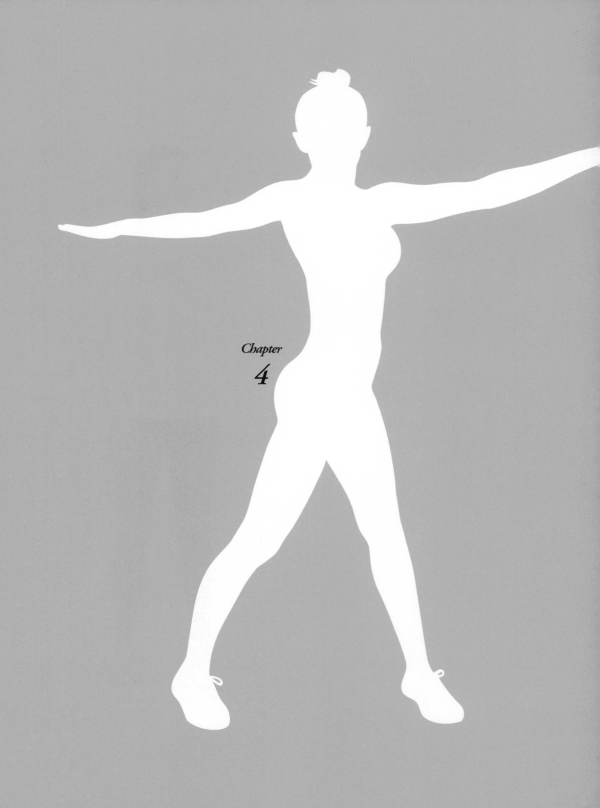

Chapter
4

어깨와 팔
통증 ZERO 홈트

01 ⟨ 만성 두통이
      팔꿈치 탓이라고요?

이십 대 후반쯤 되어 보이는 딸과 오십 대 중반의 어머니가 나란히 진료실로 들어왔다. 두 사람은 입을 맞춘 듯 똑같이 팔꿈치의 통증을 호소했다.

"팔꿈치에 힘을 줄 때마다 근육이 찢기는 듯한 통증이 생겨 아무 일도 하지 못할 정도예요."

알고 보니, 두 사람은 함께 커피 전문점을 운영하고 있었다. 하루에도 수십 번씩 에스프레소 머신에 원두커피 필터를 한쪽 방향으로 돌려 끼워 추출하는 작업을 반복하다 보니 팔꿈치 근육에 손상이 생긴 것.

"처음에는 팔꿈치만 아픈 줄 알았더니 저리고 아픈 증상이 팔과 어깨 전체로 확산되어 도통 팔을 움직이지 못할 때도 있어요."

"평소에는 괜찮다가 높은 곳에 있는 물건을 내리려고 팔을 위로 올리면 어깨가 찢어질 듯이 아파요."

밤이 되면 통증이 더 심해져 잠을 이루기가 어려웠다. 아픈 쪽으로 눕지도 못할 만큼 심한 어깨 통증, 커피 잔도 들지 못하고 문고리도 돌리지 못할 정도의 팔꿈치 통증, 손바닥과 손가락 감각이 저리고 손목 통증까지 생기는 등 분명 총체적 문제가 있었다.

어깨는 충돌증후군, 팔꿈치는 골프 엘보, 손목은 터널증후군까지 팔에 통증을 일으키는 증상이 3종 세트인 양 모여 있으니 제 아무리 아이언맨이라 해도 아프지 않을 수 없었다.

가장 아픈 곳은 팔꿈치 부위지만, 관절이 움직이는 범위가 크다 보니 목과 어깨, 승모근까지 수축된 상태였다. 상태가 상태인 만큼 팔을 쓰지 않고 치료하는 게 효과적이지만, 팔을 쓰지 않으려면 커피 전문점을 그만두어야 하니 치료가 쉽지 않았다.

"잠은 편히 주무세요?"

"잠이야 뭐. 맨날 두통 때문에 제대로 자는 걸 포기했죠."

어머니는 잠 못 이루는 날이 많았는데, 팔과 어깨의 통증도 통증이지만 만성 두통으로 머리가 맑은 적이 없었다고 한다. 두통은 우리 몸의 이상을 나타내는 중요한 신호다. 이 경우, 두통의 원인은 팔꿈치 통증과 관련이 있다. 팔목과 팔꿈치가 늘 긴장하고 있는 상황에서, 목 뒷부분과 어깨, 후두를 연결하는 근육이 짧아지면서, 턱관절 부정 교합이 동반되고 몸의 중심부인 체간이 위로 올라올 때 신경을 눌러 생긴 근위축성 두통이었으니까.

머리가 둔해지면서 조이는 것 같은 압박성 통증이 수일 내지 수개월 지속되는데, 스트레스가 심할 때 생기기 쉽고 오후부터 저녁에 더욱 심해진다. 가벼운 우울 경향이 동반되기도 한다.

손목과 팔꿈치, 어깨로 이어지는 극심한 통증과, 이로 인한 두통은 원인을 치료하는 게 급선무다. 원인이 잘못된 자극이라면, 통증에서 해방되기 위해서는 자세 교정과 올바른 생활 습관이 필수다. 이는 신체나 이를 열 살 되돌려서 사십 대라면 삼십 대, 삼십 대라면 이십 대의 기능을 할 수 있도록 만드는 비법이기도 하다.

팔목과 어깨의 굳은 근육을 풀어 주는 스트레칭으로 바른 몸 상태를 만드는 것만이 두통에서 해방되는 방법이다. 바리스타 엄마와 딸은 한쪽 방향으로만 자극을 받아 온 팔목과 팔꿈치를 반대 방향으로 스트레칭 하는 운동, 어깨가 상하좌우 정상 가동 범위에서 움직일 수 있도록 어깨 관절을 강화시키는 운동, 목 뒷부분과 어깨, 후두를 연결하는 근육을 이완시켜 두통을 막는 운동을 처방했다. 근육을 지배하는 것은 바른 자세를 유지하려는 생활 습관이다. 잘못된 습관이 통증을 부른다는 것을 기억하자!

Doctor's talk

잦은 두통,
턱관절 부정 교합을 의심해 보자!

목과 어깨의 통증이나 잦은 두통이 있을 때는 반드시 턱관절 부정 교합을 의심해 봐야 한다. 측두엽으로 올라가는 신경이 수축하면서 두통이 생기기 때문이다. 한쪽 턱에서 '딱딱' 소리가 나거나 하품하다가 '딱' 소리가 나며, 그런 상황이 반복되면서 통증이 찾아온다면 턱관절 부정 교합을 의심해 보자. 아울러 턱을 괴거나 한쪽으로 엎드려 자는 습관, 딱딱하고 질긴 음식을 좋아하는 습관 등이 턱관절 부정 교합을 만든다.

팔과 어깨 나이를 줄이는 운동

벽 잡고 어깨와 가슴 근육 늘이기

방법: 1. 어깨와 팔꿈치를 90도 각도로 만들어 벽에 댄다.

2. 팔과 같은 쪽에 있는 발을 앞으로 내민 뒤 무릎을 굽혀 체중을 앞쪽으로 이동시키면서 상체를 앞으로 밀어 준다. 이때 복부가 먼저 나가지 않도록 주의한다.

3. 양쪽을 번갈아 하며, 한쪽 할 때 10초씩 10회 반복한다.

효과: 어깨는 앞쪽 관절이 좁아지면 가동 범위가 좁아져 사용에 제약이 생긴다. 간단한 동작이지만 가슴 근육을 늘리고 구부정한 등을 펴 주는 동시에, 어깨 관절을 늘여준다.

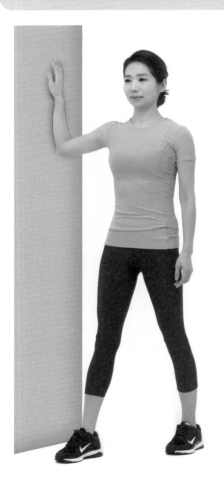

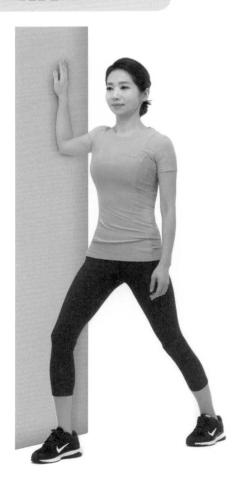

두 팔 교차해 팔꿈치 당기기

방법: 1. 한쪽 팔을 일직선으로 펴서 가슴 위를 지나도록 한쪽 방향으로 뻗고, 반대쪽 팔
을 90도 각도로 구부려서 두 팔목을 교체시키며 팔을 몸 쪽으로 당긴다.
※ 이때 상체가 돌아가지 않도록 주의하며 과도하게 당기지 않도록 한다.
2. 양팔을 번갈아 가며 10초씩 10회 반복한다.

효과: 어깨 관절을 늘려 어깨의 움직임을 원활하게 만들어 준다.

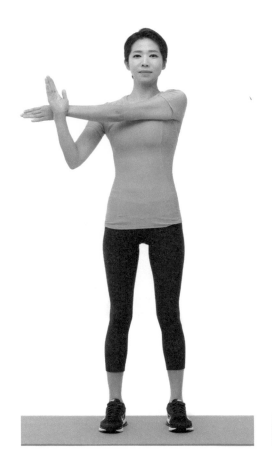
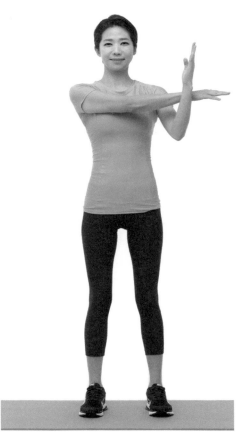

팔과 어깨 나이를 줄이는 운동

어깨 외회전 근육 강화하기

방법: 1. 정면을 바라보고 서서 팔꿈치를 90도 각도로 만들어 옆구리에 고정시킨다.
2. 어깨를 아래로 내리면서 손을 바깥쪽으로 밀어 준다. 이때 팔꿈치가 뒤로 빠지지 않도록 옆구리에 고정시킨다.
3. 밴드는 잡는 길이에 따라 강도 조절이 가능하며 10초씩 15회 반복한다.

효과: 견갑골의 안정성을 높이고 구부정한 등을 펼 수 있도록 도와주는 근육 강화 운동이다.

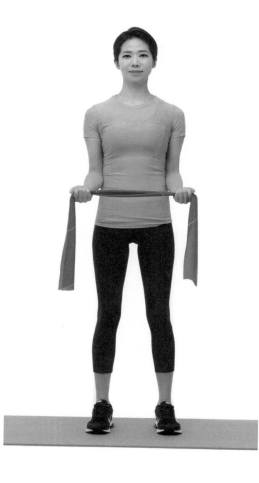
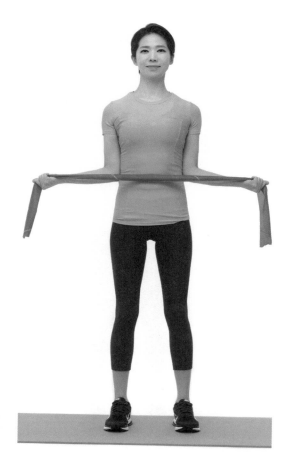

어깨 **뒤쪽** 근육 강화하기

방법: 1. 정면을 바라보고 바르게 선 상태에서 양손으로 밴드를 잡는다.

2. 어깨를 내리고 날개 뼈를 조이면서 밴드를 뒤로 당긴다.

※ 이때 상체가 앞으로 밀려나가지 않도록 배와 엉덩이에 힘을 주며 몸의 중심을 잡는다.

3. 10초씩 15회 반복한다.

효과: 가늘고 길어 보이는 팔의 비결은 탄탄한 근력이다. 이 운동을 꾸준히 하면 어깨 관절이 튼튼해지고 팔뚝에 탄력이 생긴다.

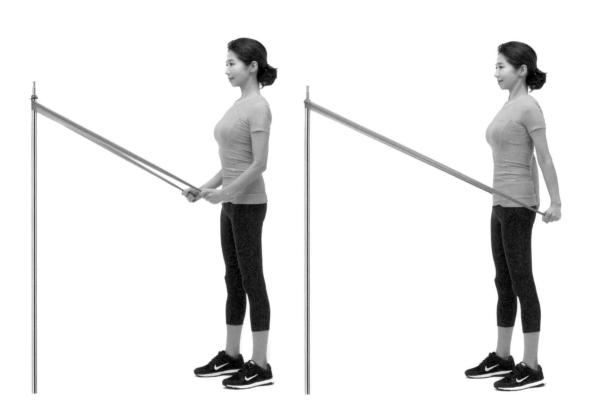

02 쫙 펴진 어깨,
자신감도 UP!

나의 지인 중 한 분은 고혈압과 당뇨를 앓고 있다. 어느 날 함께 점심 식사를 하는데, 밥을 먹는 도중에 마치 비타민을 먹듯이 고혈압과 당뇨약을 섭취하는 게 아닌가.

"지금 뭘 드시는 거예요?"

"고혈압과 당뇨약이에요. 밥 먹을 때는 이걸 먹어야 혈압도 안 오르고 혈당도 조절이 돼."

밥을 먹는 중간에 고혈압 약과 당뇨약을 복용하는 것이었다.

"한 가지 증상을 개선하기 위해 약을 꾸준히 복용하면 향후 두 가지 후유증을 앓아야 한다."는 글을 읽은 적이 있다. 오늘, 지금 이 순간의 좋지 않은 상태를 개선하는데 급급해 미래를 간과해서는 안 된다는 뜻이다.

오십 대 후반 여성 환자가 진료실에 들어서더니 인사를 나누자마자 하소연하듯 말했다.

"어깨 수술을 받아야 한대요."

"왜요?"

"어깨 인대가 찢어졌다고 다음 달에 수술 받으라네요."

"진료 기록부 사본과 MRI 찍은 것 가지고 있으세요? 제가 봐드릴게요."

어깨충돌증후군과 유착성 피막염이었는데 딱 보니 수술할 상황은 아니었다. 그런데 그녀의 안색이 영 좋지 않았다.

"얼굴이 많이 안 좋아 보이시는데, 어디 편찮으세요?"

"식당을 운영하는데 요즘 많이 바빠요. 그러다 보니 좀 피곤하네요. 운동할 힘도 없고."

그녀가 다시 말을 이었다.

"당뇨가 있거든."

"약 드세요?"

"약도 깜빡할 때가 많아요."

"식전 공복 혈당은 얼마나 되나요?"

"글쎄. 안 재 봐서 모르겠네."

그 말은 "당이 있어서 운동할 기력 없으니 나더러 운동하란 말은 하지 마쇼."라는 의미 같았다. 그런데 당뇨병이야말로 운동을 개선해야 하는 병 아닌가! 게다가 제한된 어깨 사용으로 어깨에 문제가 생긴 상황이니 운동 치료가 더 효과적인 방법이었다.

흔히 오십견이 아닌데 오십견으로 치부하는 질환이 있다. 어머니가 앓고 있는 어깨충돌증후군이 그렇다. 어깨를 과도하게 사용하는 운동선수들에게 많이 나타나는데, 좁은 범위를 과도하게 움직일 때 생긴다. 어깨 안쪽 관절의 문제가 오십견이라면, 어깨충돌증후군은 엄밀히 말해 어깨를 연결하는 인대의 문제인 셈이다. 움직일 때 서로 닿으면 안 되는 인대가 충돌하면서 통증이 생기는 것으로, 그냥 두면 어깨는 물론 팔뚝까지 아파온다.

"어깨충돌증후군은 수술 받지 않으셔도 돼요. 운동으로 얼마든지 치료가 가능해요. 길게는 6개월에서 1년이 걸릴 수도 있고, 짧게는 3~4개월만에도 치료할 수 있어요."

그녀는 수술 대신 운동 치료를 택했고 통증에서 벗어났다. 내가 잘못 사용해서 생긴 통증이라면, 그 통증을 제거하기 위해서는 원인부터 찾아 개선해야 한다.

Doctor's talk

당뇨, 실내 자전거 타기로 치료 효과 UP!

당뇨 환자라면 일주일에 3회, 딱 3분씩만 실내 자전거 타기에 투자하자. 운동하면 스트레스 호르몬인 코르티솔의 분비가 감소하고, 행복 호르몬인 아드레날린이 나온다. 근육 속에 있던 인슐린이 일하기 시작하면 혈당이 떨어지고 성장 호르몬도 활성화된다. 근육이 단단해지며 혈당이 감소되는 속도가 가속화된다. 당뇨를 앓고 있다면, 1분간 전 속력으로 자전거 타고 쉬기를 3회 반복하자. 그리고 저탄수화물 고단백 식사가 필수다.

두 팔 교차해 팔꿈치 당기기

방법: 1. 한쪽 팔을 일직선으로 펴서 가슴 위를 지나도록 한쪽 방향으로 뻗고, 반대쪽 팔을
　　　 90도 각도로 구부려서 두 팔목을 교체시키며 팔을 몸 쪽으로 당긴다.

　　　 ※ 이때 상체가 돌아가지 않도록 주의하며 과도하게 당기지 않도록 한다.

　　　 2. 양팔을 번갈아 가며 10초씩 10회 반복한다.

효과: 어깨 관절을 늘려 어깨의 움직임을 원활하게 만들어 준다.

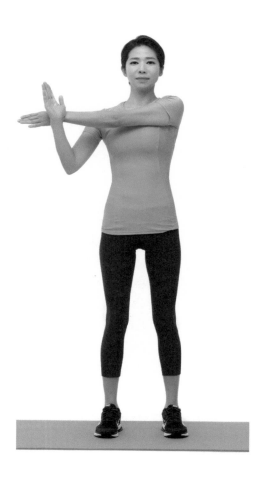
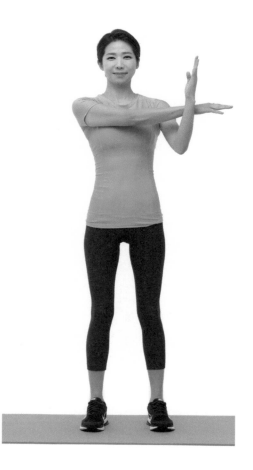

한 팔 뒤로 돌리기

방법: 1. 정면을 바라보고 바르게 선 상태에서 양팔을 번갈아가며 위로 밀어 준다.
　　　 ※ 이때 상체가 지나치게 앞으로 밀리지 않도록 배와 엉덩이에 힘을 주어 몸의 중심을 잡는다.
　　　 2. 양팔을 번갈아가며 10회까지 반복한다.

효과: 어깨 관절의 가동 범위를 늘릴 수 있으며 상체 운동 시 부상도 막을 수 있는 효과적인 어깨 늘이기 운동이다.

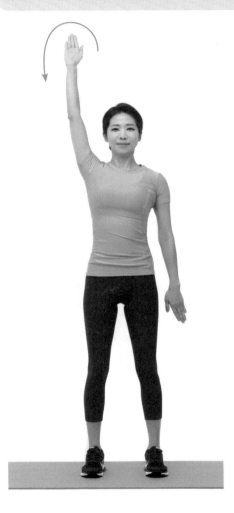
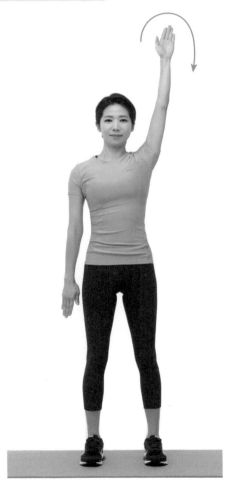

어깨충돌증후군 회복 운동

두 팔 위로 올려 팔꿈치 당기기

방법: 1. 정면을 바라보고 바로 선 상태에서 한쪽 팔꿈치가 귀 옆에 붙도록 팔을 올린다.

2. 반대쪽 팔도 위로 올려 손으로 반대편 팔꿈치를 잡아 안쪽으로 잡아당긴다.

※ 이때 당기면서 골반이 옆으로 빠지거나 무리하게 힘을 주지 않도록 주의한다.

3. 양쪽 팔을 번갈아가며 10초씩 10회 진행한다.

효과: 어깨 근육을 풀어 주며 운동으로 인한 부상을 막고 어깨 질환을 예방할 수 있다.

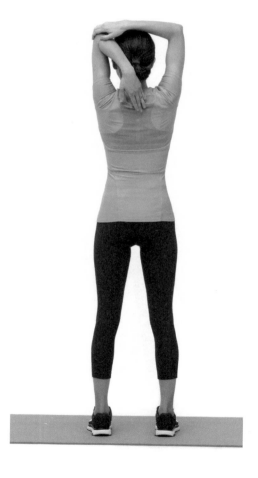
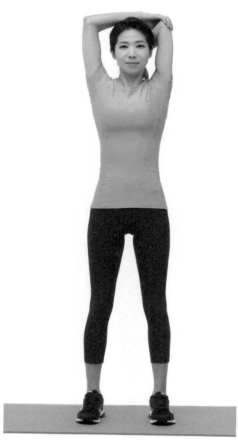

어깨 외회전 근육 강화하기

방법: 1. 정면을 바라보고 서서 팔꿈치를 90도 각도로 만들어 옆구리에 고정시킨다.
2. 어깨를 아래로 내리면서 손을 바깥쪽으로 밀어 준다. 이때 팔꿈치가 뒤로 빠지지 않도록 옆구리에 고정시킨다.
3. 밴드는 잡는 길이에 따라 강도 조절이 가능하며 10초씩 15회 반복한다.

효과: 견갑골의 안정성을 높이고 구부정한 등을 펼 수 있도록 도와주는 근육 강화 운동이다.

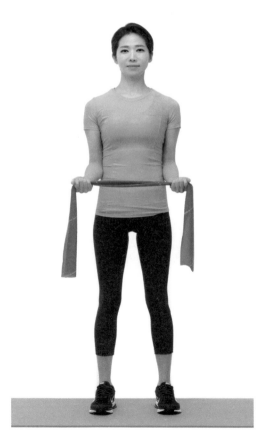
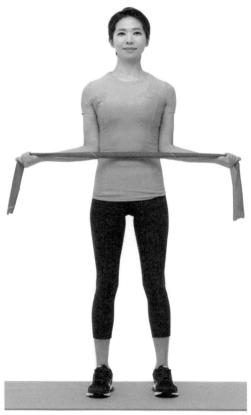

03 팔을 어깨 위로
올리기 힘들어요!

진료실에서 환자와 이야기를 나누다 보면 시간이 훌쩍 지나간다. 환자의 몸 상태도 중요하지만 알맞은 처방을 내리기 위해서는 마음 상태도 세밀히 살펴보아야 하기 때문이다.

"안 아픈 데가 없어요. 어깨는 늘 무너져 내릴 듯 뻐근해서 팔을 위로 들 수가 없고, 허리는 통증으로 앉았다 일어나기도 힘들어요. 무릎은 또 왜 그렇게 시큰거리는지, 계단이나 내리막길만 보면 도망가고 싶어요."

사십 대 초반으로 보이던 그녀는 차근차근 자신의 상태를 이야기했다. 나는 그녀에게 "어떤 일을 하시나요?" 하고 물었다.

"일이요? 저는 직장 안 다녀요."

"그럼, 왜 이토록 온몸이 아프고 통증이 사라지지 않는 걸까요?"

잠시 동안의 정적 뒤에 내가 물었다.

"혹시 고민거리가 있으세요?"

그녀의 눈이 촉촉해지는 듯싶더니 담담하게 이야기를 털어놓았다.

"시어머니를 모시는데 손이 많이 가는 치매 환자예요."

잠시 울컥하는 듯 하더니, "시어머니가 목욕탕에서 자신도 모르게 변을 보게 된 일이 치매의 시작이었다."라고 말했다. 4년간 집에서 간병하며 얼마나 힘들고 마음고생이 심했을까 싶었다.

하지만 그녀는 점점 심해지는 어머니를 끝내 요양원에 보냈고, 그 일로 인해 심한 죄책감을 느끼고 있다고 했다. "그렇게 어머니를 모시기 싫었어?"라는 남편의 말이 환청처럼 들리는 듯하다고 했다. 신경증 증세로 모든 책임을 자신에게 돌리며 스스로를 괴롭히고 있는 것이었다. 그러니 마음은 점점 지옥이 되고, 몸까지 이런저런 통증으로 피폐해진 것이다.

"아침에 일어나면 죽을 것 같아요."

숨소리도 크게 내지 못하고 남편의 눈치만을 살피는 상황. 나는 조심스레 말을 꺼냈다.

"어머님을 요양원으로 보낸 것 때문에 마음이 많이 불편하신 것 같아요."

그녀는 부정하지 않았다. 통증을 치료하는 의사지만, 마음 치료가 함께 이루어져야 하는 상황이었다. 검사 결과 어깨충돌증후군으로 어깨를 돌리거나 팔을 들수도 없는 상황이었다. 마음으로 인해 몸도 위축이 되면서, 일정 범위 안에서 작게 움직이다 보니 생기는 질병이라 보다 통증 없이 자유자재로 팔을 움직일 수 있도록 도울 만한 운동을 처방했다. 치료가 막바지에 접어들자 그녀는 어깨를 통증 없이 편안히 움직일 수 있게 되었다. 나는 어깨충돌증후군이 재발하지 않도록 하기 위해 수영을 권했다. 그리고 마음의 짐도 덜라고 말했다.

"어머니를 요양원에 모신 것으로 너무 죄책감을 가지실 필요 없어요. 대신 자주 찾아가 뵙고 짧은 시간이라도 어머님을 즐겁게 해 주세요. 행복해 하는 어머님 표정을 인증 샷으로 찍어 남편에게 전송하는 것도 잊지 말고요."

아이들의 엄마로, 한 남자의 아내로, 시어머니의 며느리로 살며 살림까지 도맡아 하면서도 힘든 마음을 표현하지 못하는 엄마들이 참 많다. 하지만 얼마든지 당당해져도 된다고 말해 주고 싶다. 멀티 플레이어는 아무나 할 수 있는 게 아니다. 연극에서도 1인 다역을 맡는 사람은 가장 연기력이 좋은 실력자다. 1인 다역을 거뜬히 해내는 실력자, 그대의 이름은 엄마다.

Doctor's talk

어깨 통증, 원인부터 알아보기

어깨 통증이 생기는 상황이나 정도에 따라 문제의 원인이 다르다.

• **어깨충돌증후군** : 어깨를 벌려서 90도 정도 들어올렸을 때 통증이 심하게 느껴진다.

• **어깨 근막 통증** : 자주 어깨가 무겁고 결린다.

• **어깨 부분 파열** : 어깨를 손가락으로 누르면 압통이 느껴진다.

• **유착성 피막염** : 통증으로 인해 운동 범위가 50% 이내로 감소한다.

• **석회화 건염** : 팔을 조금도 못 움직일 정도로 극심한 통증이 발생한다.

어깨를 유연하게 만드는 운동

어깨 관절 늘이기

방법: 1. 정면을 바라보고 서서 두 발을 어깨너비로 벌리고 양팔을 펴서 어깨 높이로 올린다.

2. 한쪽 팔을 위로, 반대쪽 팔은 아래로 교차하여 45도 각도로 뻗어 옆구리 근육까지 같이 늘여준다.

※ 이때 골반이 과하게 옆으로 빠지지 않도록 한다.

3. 양 방향으로 번갈아가며 10초씩 10회 반복한다.

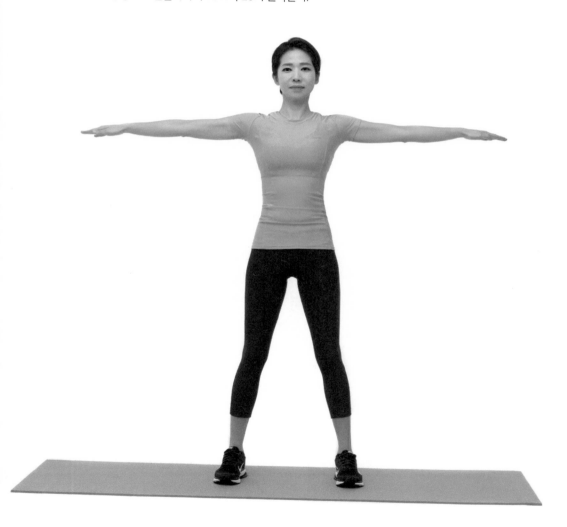

효과: 어깨의 움직임을 원활하게 하며 옆구리를 늘려 척추 근육에 자극을 주는데 효과적이다.

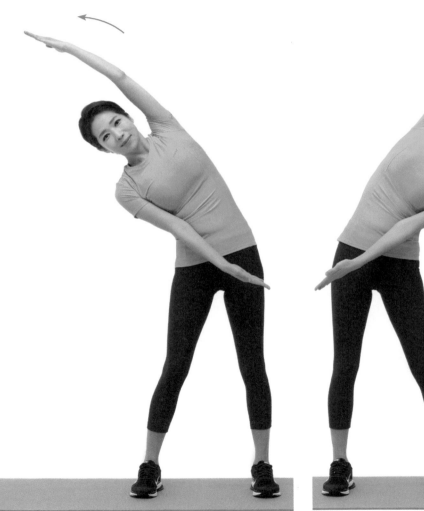
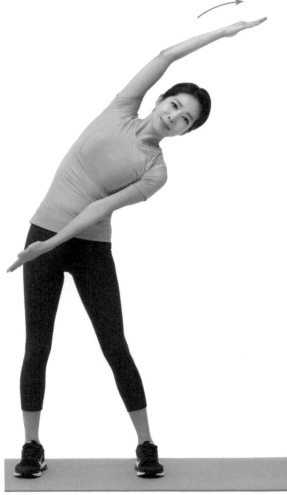

어깨를 유연하게 만드는 운동

한 팔 뒤로 돌리기

방법: 1. 정면을 바라보고 바르게 선 상태에서 양팔을 번갈아가며 위로 밀어 준다.
　　※ 이때 상체가 지나치게 앞으로 밀리지 않도록 배와 엉덩이에 힘을 주어 몸의 중심을 잡는다.
　　2. 양팔을 번갈아가며 10회까지 반복한다.

효과: 어깨 관절의 가동 범위를 늘릴 수 있으며 상체 운동 시 부상도 막을 수 있는 효과적인 어깨 늘이기 운동이다.

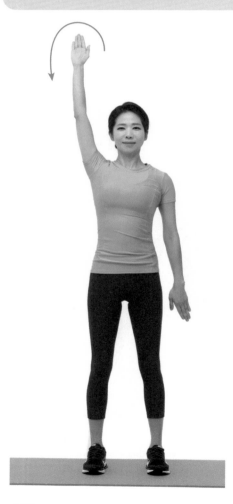
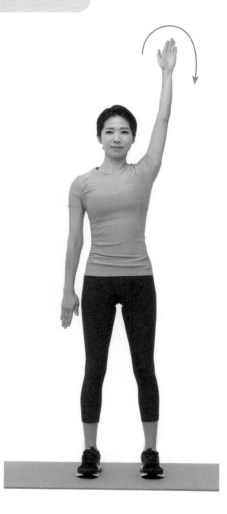

팔꿈치 번갈아 뒤로 뻗기

방법: 1. 양손에 생수병을 들고 서서 한 팔은 직각으로 구부리고, 반대쪽 팔은 일자로 펴 준다.

2. 양팔을 구부렸다 펴면서 반복한다.

※ 구부리고 펼 때, 팔에 힘을 주어 정확한 동작을 해 주어야 한다.

3. 양 방향으로 번갈아가며 10초씩 15회 반복한다.

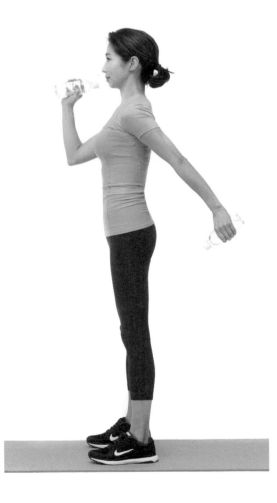

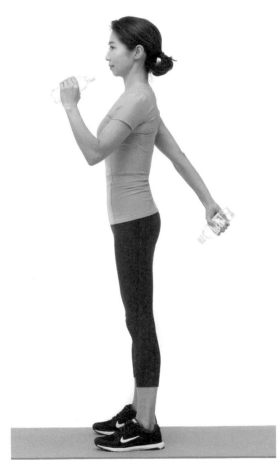

04 비뚤어진 어깨, 잠자는 습관 때문이라고요?

컴퓨터나 스마트폰 등 디지털 기기의 발달로 인해, 비뚤어진 어깨와 거북목, 새우등이 되어 병원을 찾는 환자가 부지기수다. 하루는 삼십 대 컴퓨터 프로그래머가 진료실에 찾아왔다. 온종일 책상에 앉아서 모니터만 보며 컴퓨터 자판을 두드리는 것이 직업인지라 목과 허리 통증에서 벗어날 수가 없었으리라. 아니나 다를까.

"지난 5~6년간 목과 허리 통증으로 인해 병원 투어를 하면서 안 받아 본 치료가 없어요. 한의원에서 뜸과 부황, 침 치료를 받고, 정형외과와 신경외과에서 물리치료나 주사 치료를 받았지만 소용없더라고요."

심지어 휘트니스 센터에 등록해 운동을 시작하고는 어깨 통증까지 생겨서 관절 내시경 검사를 받았지만 인대나 연골 손상 등의 문제는 발견되지 않았다고.

통증의 원인은 대부분 잘못된 생활 습관이다.

"평소 어떻게 생활하시나요?"

"저는 앉아서 일하는 시간이 많고, 퇴근 후에는 휘트니스 센터에서 운동하고 집에 가서 잠을 잡니다."

"잠은 잘 주무세요? 자다가 중간에 깨지는 않으세요?"

요즘 불면증으로 인해 삶의 질이 떨어진 사람들이 많아서 꼭 수면 습관을 묻는다.

"아, 자다가 한두 번 깨긴 하죠. 한쪽 팔을 베고 자다 보니 쥐가 나서요."

한쪽 팔을 베고 자는 습관. 바로 그것이 문제였다.

"잠자는 습관부터 바꾸셔야 해요. 그렇지 않으면 아무리 치료해도 소용없습니다."

"혹시 자는 습관 때문에 어깨가 아픈 것은 아닌지 의문이 들기도 했어요. 잠자는 습관을 바꾸기 위해 노력해 봤는데 안 되더라고요. 값비싼 숙면 베개를 써 보기도 했고요."

수면 시간은 낮에 말초신경을 통해 얻은 정보를 뇌에 압축파일로 저장하는 시간이다. 따라서 낮 시간 동안의 행동 패턴을 개선하는 것에 중점을 두면서 수면 습관을 개선해 나가야 한다. 한쪽 어깨의 불균형으로 인해 무의식적으로 반대편을 사용하는 걸 편하게 여기고 있는데, 양쪽 어깨의 균형을 맞추는 운동을 낮 시간 동안 해야 한다.

"그동안 휘트니스 센터에서 했던 운동은 건강 증진을 위한 것이지만, 이제는 코어와 밸런스를 맞추는 운동으로 치료할 것입니다."

여기서 치료란 '재활'을 의미한다. 몸의 기능을 정상으로 되돌리는 것이다. 그는 오른쪽 어깨가 많이 올라가 있고 일자목이었으며 양쪽 날개 뼈 위치도 달랐다. 사실 한국인의 70퍼센트 이상이 오른손잡이다 보니, 오른쪽 기능이 발달해 오른쪽 어깨가 올라간 경우가 많다. 좌우 균형이 깨지다 보니, 잠잘 때도 평소 편하게 느끼는 쪽으로 눕거나 팔을 베고 자야 잠이 잘 오는 것이다. 그의 뇌에는 옆으로 누워 한쪽 팔을 베면 도파민과 세로토닌이 나오면서 잠이 오도록 저장되어 있는 것이다. 설정값은 얼마든지 바꿀 수 있다. 바른 수면 자세를 오랜 시간 반복해 뇌의 메모리를 바꾸는 것이다.

"처음엔 힘들 거예요. 하지만 한 달만 꾸준히 노력하면 습관을 바꿀 수 있고, 습관을 바꾸면 통증도 사라집니다."

운동 치료와 생활 습관 개선을 통해 그의 삶은 180도 바뀌었다. 어깨 통증이 사라진 것은 물론이고, 양쪽 날개 뼈 위치가 같아지고 몸의 균형을 회복했다.

Doctor's talk

습관을 바꾸면 의사가 필요 없다

이유 없이 내 몸이 아프다면, 우선 생활 습관부터 더듬어봐야 한다. 꾸부정한 허리, 거북목을 한 채 의자에 거의 눕다시피 앉아서 일하고 있지 않은가? 십중팔구 허리에 통증이 생긴다. 걸을 때 발바닥 전체로 '쿵쿵' 도장 찍듯 걷는가? 그렇다면 무릎과 허리 통증에서 벗어날 수 없다. 잘못된 습관을 바꾸려면 뇌에 새로운 메모리를 저장해야 한다. 새로운 메모리를 저장하기 위해서는 72시간 내에 반복하고, 또 72시간 내에 반복하기를 24번 하는 노력이 따라야 한다. 습관을 바꾸면 평생 나를 힘들게 하던 통증에서 벗어날 수 있다.

밴드 잡고 상체 좌우로 기울이기

방법: 1. 정면을 바라보고 서서 발은 어깨너비로 벌린 뒤 수건 양끝을 손으로 잡은 채 팔을 위로 올린다.

2. 좌우로 상체를 기울여 어깨와 옆구리 근육을 이완시킨다.

※ 이때 어깨에 지나치게 힘이 들어가지 않도록 하고 숨을 내쉬면서 좌우로 기울인다.

3. 양 방향으로 번갈아가며 10초씩 10회 반복한다.

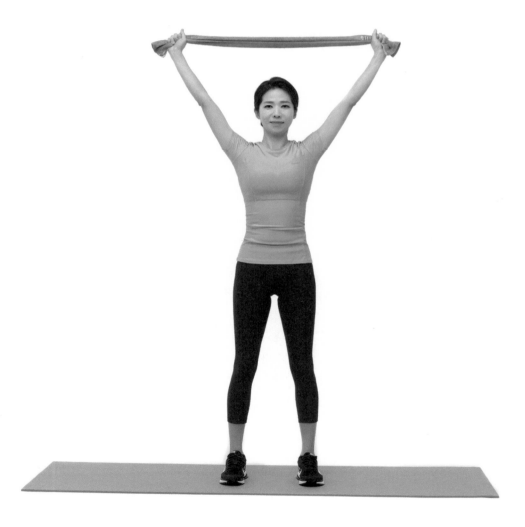

효과: 평소 잘 사용하지 않는 어깨 관절을 늘려 주고 옆구리와 허리 근육을 이완시킨다.

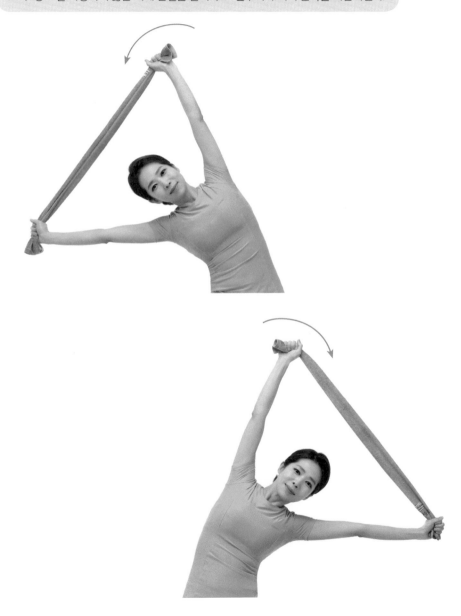

비뚤어진 어깨 균형 잡는 운동

엎드려 한 팔 한 다리 들기(슈퍼맨 자세)

방법: 1. 엎드린 자세에서 양팔을 앞으로 번갈아 뻗는다. 이때 팔과 다리를 교차해 들어 준다.

　　　 ※ 이때 골반이 좌우로 돌아가지 않도록 엉덩이에 힘을 주어 고정시킨다. 머리가 지나치
　　　 게 들리지 않도록 45도 각도로 유지한다.

　　　 2. 양 방향으로 번갈아가며 1회씩 반복하다가 점차 10회씩으로 횟수를 늘린다.

효과: 척추기립근을 강화시켜 주며 등근육과 다리 뒤쪽 근육들도 복합적으로 자극
되는 효과적인 운동이다.

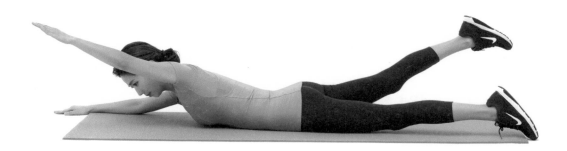

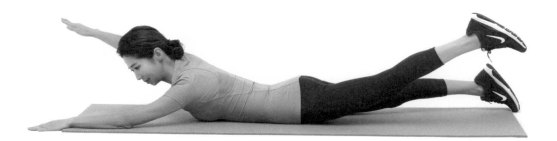

날개뼈 안쪽 조이기

방법: 1. 정면을 바라보고 서서 양팔을 들어 수건의 양끝을 수평이 되도록 잡는다.
　　　 이때 수건은 어깨너비보다 넓게 잡는다.
　　 2. 두 팔을 아래쪽으로 끌어당겨 'W'자 모양을 만들어 날개 뼈를 조여 준다.
　　 ※ 이때 어깨에 지나치게 힘이 들어가지 않도록 하고 제자리로 돌아갈 때 어
　　　 깨가 따라 올라가지 않도록 주의한다.
　　 3. 10초씩 15회 반복한다.

효과: 구부정한 등을 펴는 운동이며 어깨 뒤쪽 근육을 강화시켜 등의 통증을 완화시킨다.

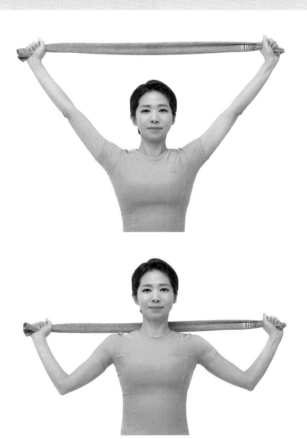

비뚤어진 어깨 균형 잡는 운동

밴드를 이용해 어깨 측면 강화하기

방법: 1. 정면을 바라보고 서서 한쪽 발로 밴드를 누르고 같은 쪽 팔로 밴드 끝부분을 잡는다.

2. 물건을 들어 올리듯이 팔을 어깨 높이까지 들어 준다.

※ 이때 밴드를 들어올릴 때 팔목이 구부러지거나 어깨가 같이 들리지 않게 주의한다.

3. 양팔을 번갈아가며 5초씩 10회 반복한다.

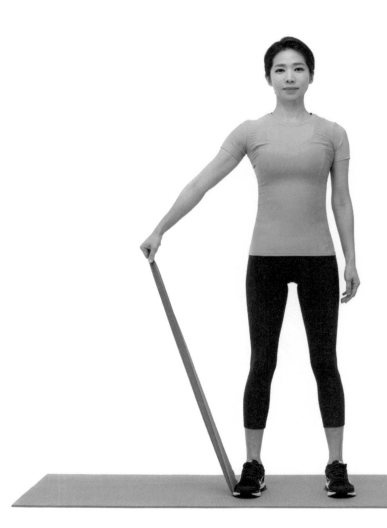

효과: 무거운 물건을 들어올리는 것과는 달리 팔 전체를 쫙 펴서 어깨 삼각근을 사용하기 때문에 관절을 보호하는 운동이다. 어깨 측면을 강화해 주며 어깨 질환을 예방하고 등 근육을 원활하게 사용할 수 있도록 도와 준다.

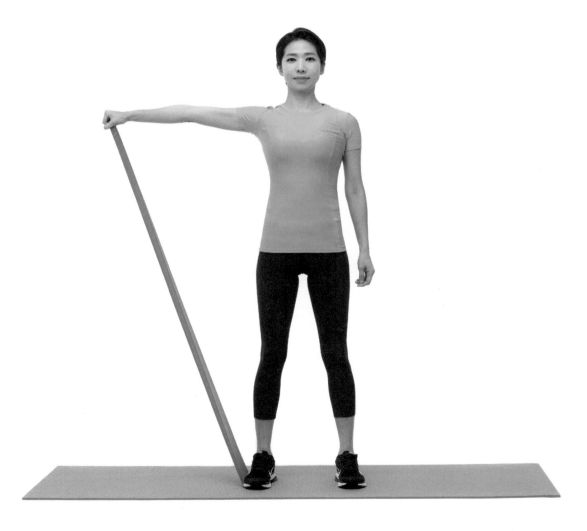

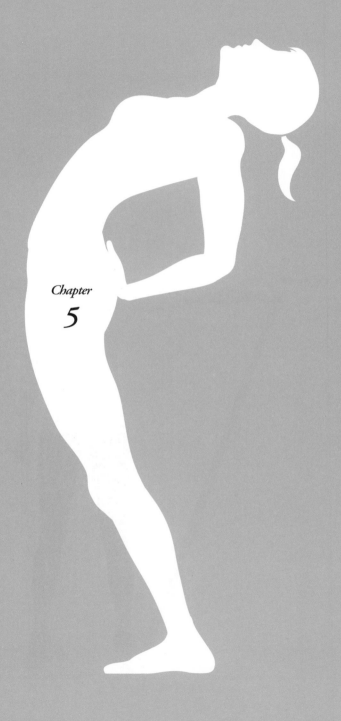

Chapter

5

복합적인
통증 ZERO 홈트

01 극심한 통증,
폐경기 탓?

마흔세 살의 여성이 진료실에 찾아왔다.

"온몸이 아파요. 안 아픈 곳이 없어요."

얼굴이 벌겋게 달아오르더니 참았던 설움이 밀려온 듯 툭 치면 눈물이 왈칵 쏟아질 것만 같았다.

환자가 육체적으로 아픈 곳이 어딘지를 알아내는 것이 나의 일이지만, 때론 마음을 알아주는 것도 진료이자 치료라는 생각을 잊지 않는다. 그래서 환자의 이야기를 되도록 끝까지 귀 기울여 듣는다.

"아들 둘이 고3 수험생이에요."

"네? 아들 둘이 함께 수능 시험을 치르나요?"

"네. 첫째가 작년에 원하던 점수를 얻지 못해 재수를 하고 있거든요."

한참 동안 말을 잊지 못하더니, 갑자기 내 얼굴을 보며 마치 사랑 고백이라도 하듯 말했다.

"수능 시험만 끝나면, 저도 치료 받아야겠어요!"

두 아들과 남편, 이 무심한 남자들이 엄마를 여왕처럼 대해야 하는데, 전혀 신경을 안 쓰는 것이었다. 엄마가 아파서 끙끙 앓고 있어도 "병원 가!"라는 한마디가 전부였다. 엄마는 남편이 아프면 약을 지어 먹이며 간호하고, 두 아들이 열이 나면 밤을 새워 돌봤는데 정작 자신을 보살펴 줄 사람은 아무도 없었다. 그러던 어느 날 아파 누워 있는데 "아프면 병원 가지 왜 누워 있어?" 하는 남편의 말에 정신이 바짝 들었단다.

"아이고 원장님, 집에 있는 남자들이 저한테 관심이나 있나요? 늙어서 아프면 헌 짐짝처럼 버림받을지도 몰라요. 이젠 제가 제 몸에 신경 써야겠어요."

농담 반 진담 반으로 한 말이지만, 냉정하게 생각하면 맞는 말이다. 아들과 남편을 위해 희생하느라 내 몸을 돌보지 않다가 늙고 병들어 치료해도 효과가 없으면, 가족은 더 큰 희생을 강요받게 된다. 엄밀히 말해 내가 내 몸을 관리하지 않으면 가족이 고스란히 짐을 떠안게 되는 것이다.

"이제는 정말 제 건강부터 챙길래요!" 하며 당당하게 외치는 그녀를 보면서, 절로 웃음이 나왔다.

수능이 끝난 뒤, 정말 그녀가 찾아왔다.

"손목이 아파서 설거지도 못하고 발목이 아파 걷지도 못하겠어요."

우리 몸은 1분 1초도 쉬지 않고 노화하고 있다. 무릎 연골은 소실되어 관절염이 생겼고, 척추에는 퇴행성 디스크, 손목은 터널증후군 등 이 모두는 노화가 가져오는 자연스러운 현상이다. 사십 대가 되면 근육량이 줄고 근육의 힘도 기하급수적으로 떨어진다. 이에 따라 기초대사량도 떨어질 수밖에 없다. 아무리 먹어도 기운이 없고 살만 찌는 몸이 되는 것.

폐경기부터는 여성 호르몬이 점차 사라지면서 복부 비만도 심각해진다. 그래서 여성 호르몬이 중요하고 이를 위해 더욱 근육량이 줄지 않도록 운동해야 하는 것이다. '이 나이에 무슨 운동?'이라고 반문할지도 모른다. 그러나 60세면 60세, 80세면 80세에 맞는 운동을 하면 된다. 근육 운동은 그리 과격하지 않다.

아들의 수능 시험이 끝난 뒤 본격적인 건강관리를 위해 찾아온 그녀는, 폐경기 근육량을 늘리는 운동을 시작했고 신체나이를 줄여 통증에서 해방될 수 있었다.

Doctor's talk

초경 전후, 폐경 전후 여자 몸을 챙기자!

여성의 건강에 있어서 중요한 시기가 있다. 바로 초경 전후와 폐경기다. 이때는 극심한 호르몬의 변화로 인해 몸도 변화를 겪는다. 성 호르몬이 급격이 증가하는데, 육체적 발육뿐 아니라 마음과 생각 등 모든 것이 급격히 변화한다. 요즘은 식생활과 불규칙한 생활 습관의 영향으로 조기 폐경도 많아지고 있다. 폐경기는 일반적으로 50대 초반인데, 점차 생리양이 줄고 기간도 짧아지는 조짐을 보인다. 여성 호르몬양이 급격히 줄지 않도록 조절해 줄 필요가 있다. 이를 위해서는 근육 운동이 필수다. 운동은 모든 호르몬 양을 컨트롤해 몸에 활력을 준다.

전신 근육 강화 운동

엉덩이 들어 올리기

방법: 1. 두 팔을 쭉 뻗고 무릎을 편 상태로 엎드린다.

2. 엉덩이를 위로 들어 올려 상체를 길게 늘려 주며, 뒤꿈치를 들었다 5초 뒤 제자리로 내린다.

※ 등이나 무릎이 구부러지지 않도록, 편 상태를 유지하려 노력한다.

3. 5초씩 10회를 두 번 반복한다.

효과: 허벅지 뒤쪽 근육과 종아리
는 물론, 상체의 등 근육까지 이완
시키는 동작이며, 발목 주변 근육
들의 움직임을 향상시킬 수 있다.

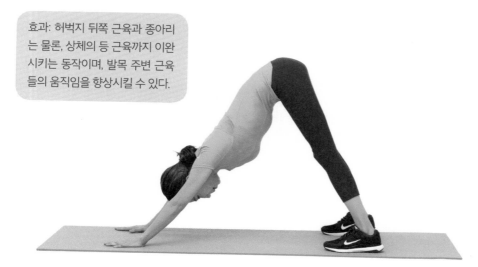

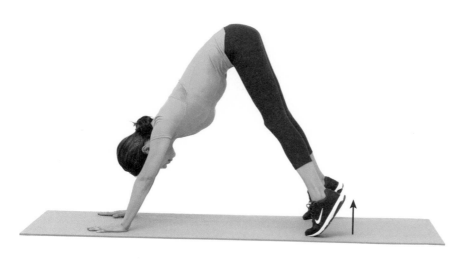

엎드려 한쪽 다리 옆으로 들기

방법: 1. 기어가는 자세를 취한 뒤 양 무릎을 골반너비로, 양손은 어깨너비로 벌린다.
2. 한쪽 다리를 90도로 세워 유지한 상태에서 반대편 다리를 그대로 옆으로 들어 올려 5초간 유지한 뒤 제자리로 내려온다.
※ 이때 반대쪽 골반이 옆으로 밀리지 않도록 주의한다.
3. 양쪽을 번갈아가며 5초씩 10회 진행한다. 다리가 많이 올라가지 않는 쪽은 운동 횟수를 늘린다.

효과: 이 운동은 골반의 균형을 잡고 둔부 근육을 강화시켜 예쁜 힙 라인을 만드는 데 효과적이다.

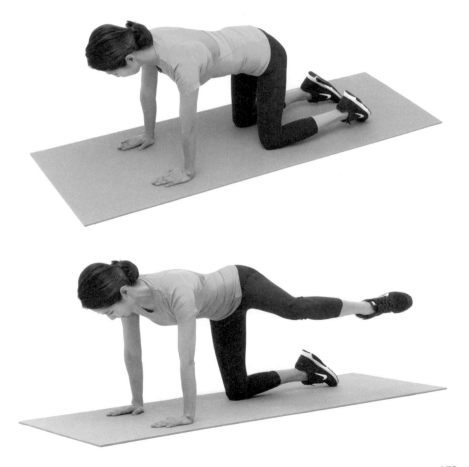

하체 강화 운동

다리로 짐볼 들어 올렸다 내리기

방법: 1. 짐볼을 양발 사이에 끼고 다리가 바닥과 90도 각도가 되도록 들어올린다.
2. 허리로 바닥을 누르면서 다리를 45도 각도까지 내려 5초간 지탱한다.
이때 허리가 뜨지 않도록 하며 양팔로 상체를 고정시켜 준다.
3. 5초씩 15회 반복한다.

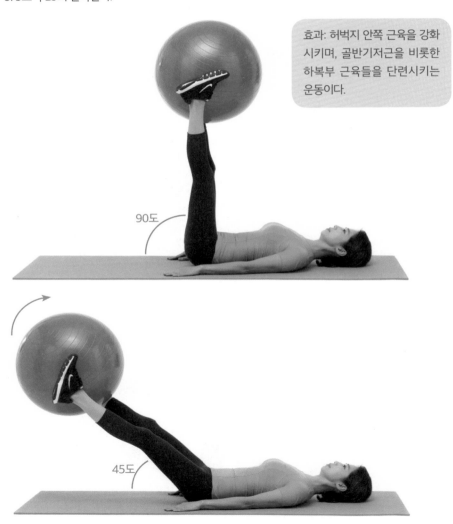

효과: 허벅지 안쪽 근육을 강화
시키며, 골반기저근을 비롯한
하복부 근육들을 단련시키는
운동이다.

90도

45도

짐볼에 발 올리고 엉덩이 들어 올리기

방법: 1. 바로 누운 자세에서 두 손은 바닥에 붙이고, 두 발을 모아 짐볼 위에 올린다.

2. 엉덩이를 조이면서 발뒤꿈치로 짐볼을 누르면서 엉덩이를 들어올린다. 그대로 10초간 정지한다.

※ 이때 상체가 흔들리지 않도록 손바닥과 팔로 바닥을 눌러 준다.

3. 10초씩 20회 반복한다.

효과: 하체 뒤쪽 근육을 탄탄하게 만들며 골반의 안정성을 높이는 운동이다. 몸의 중심을 잡을 때 쓰이는 작은 심부근육들을 강화시켜 준다.

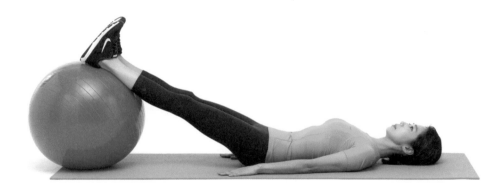

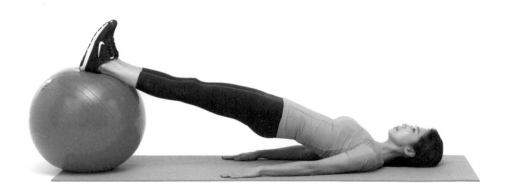

하체 강화 운동

다리 벌리고 앉아 하체 힘으로 버티기

방법: 1. 똑바로 서서 어깨너비 두 배로 다리를 벌리고, 두 팔은 가슴 높이로 들어 팔꿈치 아래 부분을 일자
로 포갠다. 발끝은 45도 바깥쪽으로 향하게 한다.

2. 천천히 무릎을 구부려 허벅지가 바닥과 평행이 될 때까지 내려온 뒤 10초간 정지한 뒤 일어선다.

※ 이때 무릎이 안쪽으로 밀리지 않도록 한다. 제자리로 돌아올 때는 발뒤꿈치로 바닥을 누르며 엉덩
이는 조여 준다.

3. 10초씩 10회 반복한다.

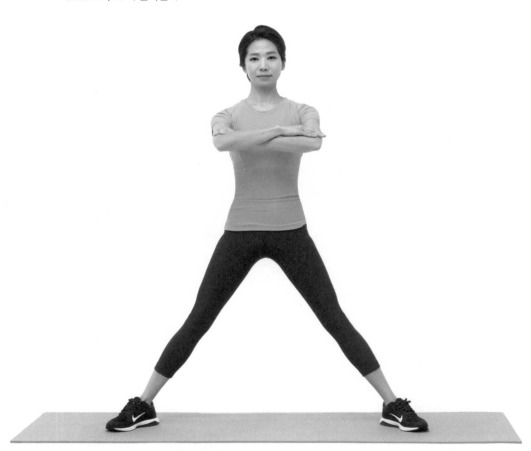

효과: 다리 안쪽 근육이 이완되고 엉덩이, 허벅지 앞쪽 근육이 강하게 수축된다. 골반 안정화와 허벅지 안쪽 근육 강화에 효과적이며, 약해진 하체와 골반 주변 근육들을 단련시키는 동작이다.

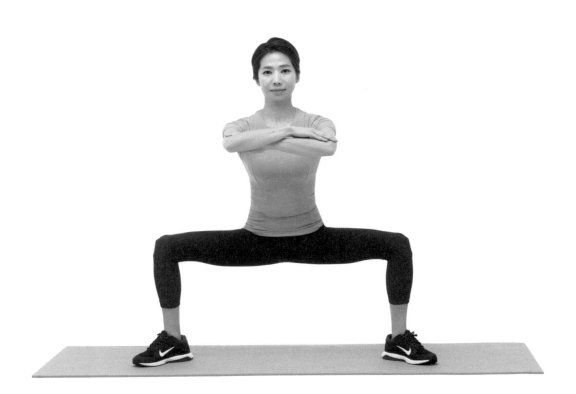

02 약부터 끊으라고요?

"언니, 내 동생이 많이 아파."

전화기 너머로 들려오는 친한 동생의 목소리가 심상치 않다. 그녀의 동생은 목과 허리 통증이 심해 대구에서 이름만 대면 알 만한 대형 정형외과와 대학병원을 전전하고 있었다. 그러나 좀처럼 차도를 보이지 않고 치료 받을 때만 잠깐 통증이 사그라졌다가 얼마 못가 재발한다고 했다. 그녀가 마지막으로 선택한 것은 서울에 있는 큰 병원에 가 보는 것이었다.

서울에 있는 대학병원의 진료를 받기 전, 반신반의하며 나를 찾아온 그녀는 결혼할 때와는 전혀 다른 모습이었다. 꽃다운 이십 대에 싱그럽고 탱탱하던 피부 대신, 푸석푸석하고 퉁퉁 부은 얼굴에 고통스런 표정이 역력했다. 누가 봐도 삽 십대 같지 않고 십 년은 더 늙어 보였다. 게다가 걱정스러울 만큼 살이 찌고 복부비만도 심각했다.

그녀가 울먹거리며 뱉은 첫마디는 "너무 힘들어 못 살겠다."였다. 목과 허리, 어깨의 통증도 견디기 힘들지만, 끼니때마다 한 줌씩 삼켜야 하는 온갖 약들, 떨쳐내기 힘든 무기력으로 인해 살아갈 의욕마저도 잃어버린 것이었다.

두툼한 진료기록부 사본을 들여다보니 저절로 한숨이 나왔다. 흔히 말하는 '종합 병원'이 바로 여기 있었다. 두 아들 중 막내를 임신했을 때 걸린 임신성 당뇨가 여전히 남아 당이 조절되지 않는 상태였고, 혈압도 높았다. 갑상선 기능 저하증이란 호르몬 질환으로 인해 늘 기운이 없고 움직이기도 힘들다 보니 살이 쪘고, 자궁에 근종도 있었다. 게다가 백혈구 중에 특정 면역세포 군이 제 기능을 하지 못해 이런 저런 병을 달고 살았다. 기침 감기가 끊이지 않고, 피부병이 생겼다. 그로 인해 또 스테로이드 성분의 감기약과 피부병 약이 추가되었고, 여러 약을 혼합해 복용하며 생긴 부작용으로 인해 몸은 붓고 늘 아팠다.

약, 부작용도 한번 생각해 보자

체중 감량은 혈압 조절의 필수 요건이다. 혈액을 멀리 보내려면 더 큰 압력이 필요하니 혈압은 올라갈 수밖에 없다. 그런데 약에 의존해 혈압을 조절하다 보면, 혈관은 더 좁아질 수밖에 없다. 당 조절도 마찬가지다. 밖에서 인슐린 공급이 이루어지면, 췌장은 점차 제 기능을 잃게 된다. 이때 인슐린 활동성을 높여 주는 것이 급선무다. 이는 근육이 하는 일이다. 우리는 빠른 약 효과에 익숙해져 있다. 그 빠른 효과를 내기 위해 우리 몸에서 무슨 일이 일어나는 지에도 관심을 기울여 보자.

"3주간만 나를 믿고 함께 노력해 보자."

그녀는 그동안 내로라하는 의과대학 교수들이 하라는 대로 다 했는데도 호전될 기미조차 보이지 않았는데 이건 또 무슨 소리인가 하는 표정으로 멀뚱히 나를 바라보았다. 반신반의하는 눈치였다. 하지만 "시키는 대로 한다 해라!" 하는 친언니의 다그침에 마지못해 "네." 라고 대답했다.

목과 허리, 어깨의 통증은 물론, 당뇨와 고혈압, 다낭성난소증후군과 면역세포의 기능 저하를 치료하기 위한 열쇠는 약을 끊을 수 있는 몸을 만드는 것이다. 이를 위해서는 식습관 개선과 운동이 필수였다. 폭식하는 습관 대신 하루 800kcal를 세 번에 나누어 먹되 단백질과 채소 위주로 식사하도록 했다. 그 다음 요구한 것은 3분 실내 사이클 타기와 심부근육 강화 운동이다.

"일주일에 3일, 하루 3분간만 실내 사이클을 타는 거야. 단 지켜야 할 게 있어. 60초간 전력 질주한 뒤 1분 쉬기를 세 번 반복해야 해!"

'하루 3분 자전거 타기 못하겠어?' 하며 쉽게 생각하는 사람도 있을 것이다. 그런데 말이 쉽지, 처음엔 심박이 따라오지 못해 헉헉거리며 허벅지가 타오르는 듯 통증이 있다. 하지만 우리 몸은 쓰면 쓸수록 발달하기 때문에, 3분 전력질주가 그토록 어려운 일만은 아니다.

무엇보다 일자 목과 퇴행성 디스크가 시작된 허리를 치료하기 위해 스트레칭을 30회 이상 꾸준히 해서 뇌가 기억하고 있는 통증의 원인을 제거하고 몸의 신진대사(Metabolism)를 활성화시키도록 했다.

그녀는 정확히 3주 만에 체중을 10kg 이상 줄여 혈압이 정상치가 되었고, 당뇨 약도 끊었다. 현대인의 모든 병은 먹는 것과 안 움직이는 것에서 비롯된다고 강조하고 싶다. 이로 인해 몸은 제나이를 잊고 훨씬 노화된다. 식습관 개선과 운동은 신체나이를 거꾸로 돌리는 데 있어 반드시 필요한 기본 지침이다.

하체 강화 운동

한쪽 다리 옆으로 들어 올리기

방법: 1. 바로 선 자세에서 두 발을 어깨너비로 벌리고 두 손은 허리에 얹는다.

2. 반동을 이용하지 않고 몸의 중심을 잡으며 한쪽 다리를 천천히 들어 올린다.

※ 이때 상체가 기울어지지 않도록 주의한다.

3. 다리를 올린 상태에서 5초간 유지하고, 양쪽 다리를 10회씩 반복한다.

효과: 엉덩이의 외회전 근육들과 체중을 지지하는데 쓰이는 근육들을 강화하며,
발목 주변 근육도 활성화시켜 폐경기 여성들에게 효과적인 운동이다.

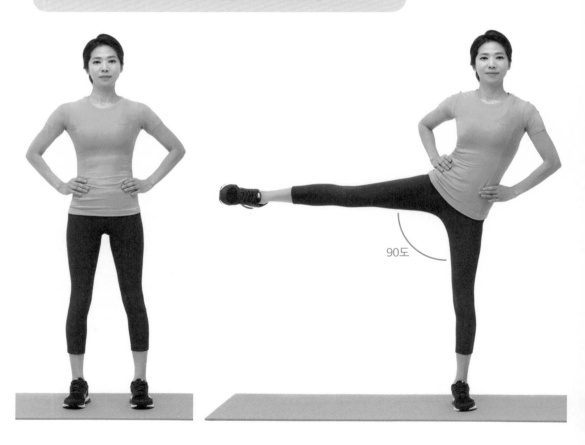

90도

한쪽 다리 뒤로 들어 올리기

방법: 1. 바로 선 자세에서 두 발을 어깨너비로 벌리고 두 손은 허리에 얹는다.

2. 몸의 중심을 잡으며 한쪽 다리를 뒤로 밀어 준다.

※ 이때 허리가 꺾이지 않도록 주의하며, 상체를 곧게 세우려 노력한다.

3. 양쪽 10회씩 반복한다.

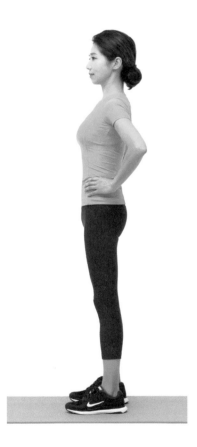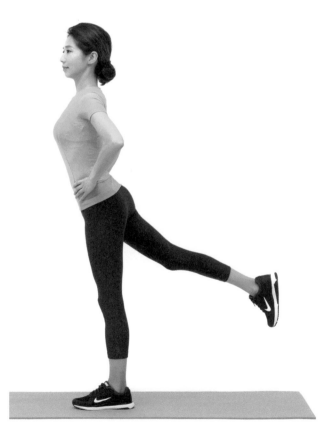

짐볼에 기대어 엉덩이 들어 올리기

방법: 1. 무릎을 꿇고 짐볼에 상체를 기댄다. 이때 팔꿈치를 어깨너비만큼 벌린다.

2. 배와 엉덩이에 힘을 주면서 무릎을 뒤로 펴 몸을 사선으로 만든다.

※ 이때 엉덩이에 힘을 주어 허리가 아래쪽으로 처지지 않도록 한다.

3. 10초씩 20회 반복한다.

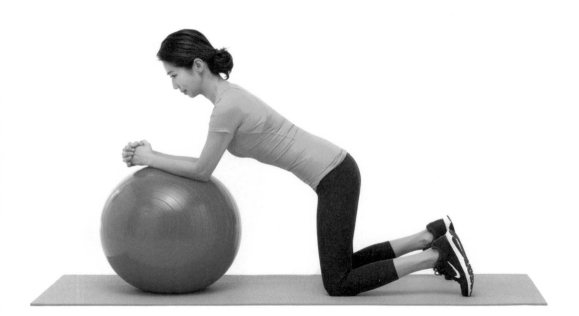

효과: 등과 엉덩이의 근육이 사용되므로 탄력 있는 몸을 만들기에 매우 효과적이다. 몸의 중심을 잡아 주는 코어 근육을 강화해 준다.

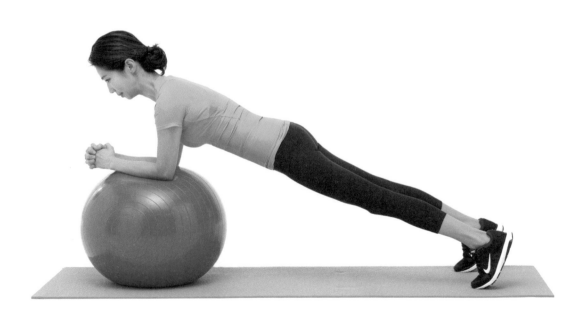

하체 강화 운동

한쪽 무릎 옆으로 구부리기

방법: 1. 똑바로 서서 어깨너비 두 배로 다리를 벌리고, 두 팔은 가슴 높이로 들어 팔꿈치 아래
　　　 부분을 일자로 포갠다. 발끝은 45도 바깥쪽으로 향하게 한다.

　　　 2. 한쪽 무릎을 구부려 몸의 무게 중심을 이동시킨 뒤 5초간 버틴다.

　　　 ※ 이때 엉덩이가 옆으로 빠지지 않아야 하며, 다리 근육에 집중하며 상체를 고정시킨다.

　　　 3. 양쪽 번갈아가며 5초씩 20회 반복한다.

> 효과: 나이가 들면서 하체의 근육은 줄어든다. 따라서 복부와 하체 운동은 필수다.
> 이 운동은 허벅지와 복부를 동시에 자극하며 하체의 근육량을 늘여 준다.

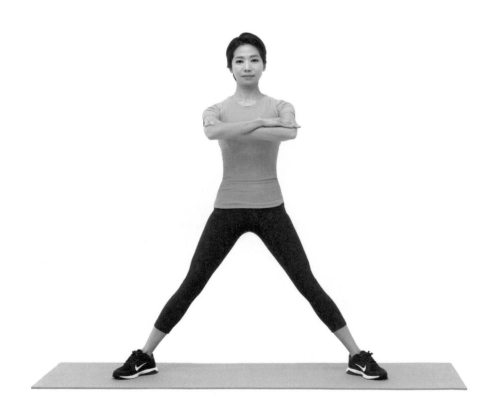

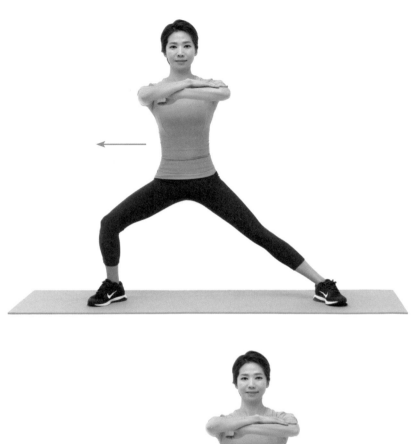

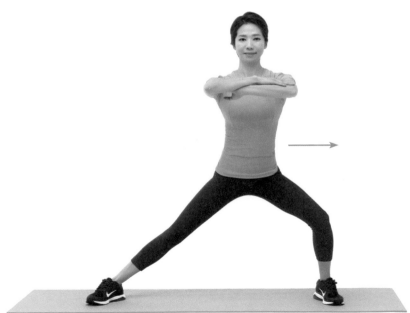

짐볼 위에서 상체 들기

방법: 1. 짐볼 위에 등을 대고 누워 무릎을 직각으로 굽힌다. 양발을 골반
　　　　너비로 벌리고 손은 머리 뒤로 깍지 낀다.

　　　2. 숨을 내쉬며 날개뼈까지 상체를 들어올려 정면을 응시한다.

　　　3. 5초간 유지한 뒤 제자리로 돌아온다.

　　　※ 이때 엉덩이가 내려오지 않도록 주의한다.

　　　4. 5초씩 20회 반복한다.

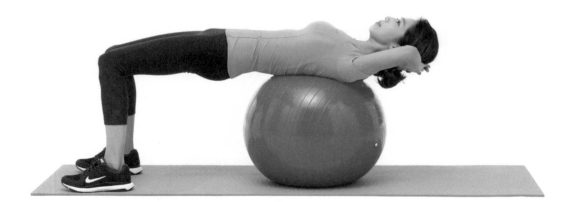

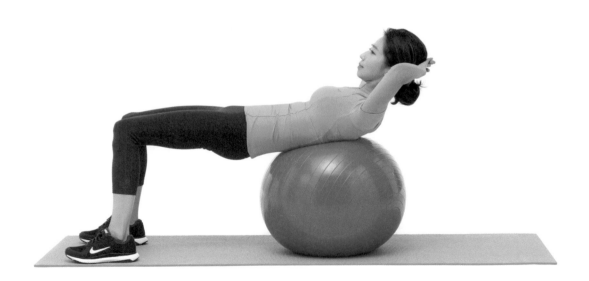

03 늘 몸이 찌뿌둥하고 피곤해서 눕고만 싶어요!

대한민국에서 워킹맘으로 산다는 것은 참 어렵고 힘든 일이다. 나 역시 여덟 살, 두 살 두 아이를 키우며 일하느라 늘 분주하다. 시간에 쫓기며 큰 아이를 학교에 보내고, 둘째를 베이비시터에게 맡긴 뒤 부랴부랴 출근한다. 주말이면 일주일 내내 손이 닿지 않았던 창고 정리며 싱크대와 마룻바닥의 묵은 때 벗기기, 냉장고 청소를 하느라 여념이 없다. 의사, 엄마, 주부로서 1인 3역은 기본이다. 나보다 더 바쁜 일상을 사는 워킹맘에겐 내 얘기가 엄살처럼 들릴지도 모르겠다.

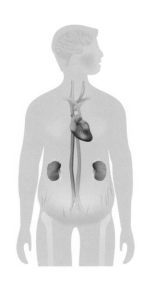

학원 강사이자 주부 삼 남매의 엄마인 ○○ 씨. 처음 그녀가 나를 찾아온 것은 막내아들의 척추 측만증 때문이었다. 초등학생인 아들의 걸음걸이가 이상해서 병원 진료를 받으러 왔다가 불쑥 이렇게 말했다.

"원장님, 사실 저도 여기저기 안 아픈 데가 없어요. 같이 검사를 한번 받아 볼까 봐요."

그녀는 늘 몸이 찌뿌둥하고 퇴근하고 집에 오면 파김치가 되어 도무지 살림할 기운이 없다고 호소했다.

"퇴근하고 집에 오면 아무것도 하고 싶지 않고 그저 눕고만 싶어요."

검사 결과, 아니나 다를까 서른일곱 나이에 퇴행성 협착증이 심했다. 피부도 거칠어 제 나이보다 대여섯 살은 더 들어 보이고 혈색도 어두운 데다 미간을 찌푸리고 있는 듯한 게, 마치 얼굴에 '나 힘들어요.'라고 써 있는 것 같았다.

그도 그럴 것이 수면 부족에 시달리고 무엇보다 식습관이 엉망인 상태였다.

수면 부족, 복부 비만, 폐경기

수면 시간보다 중요한 것은, 수면의 질이다. 무조건 많이 잔다고 피곤이 사라지지는 않는다. 수면의 질이 떨어지면 자도자도 피곤하다. 아울러 폐경기가 되면 여성 호르몬이 급격히 감소한다. 그런데 여성 호르몬의 기능 중 하나는 지방 세포의 분산과 분해다. 이십 대 초반에는 몸 전체에 살이 붙지만, 사십 대부터는 복부에만 살이 붙는 이유가 이 때문이다. 따라서 여성 호르몬이 감소하기 시작하는 30대 후반에 들어서면 근육 운동은 필수다. 근육 세포가 발달하면 많이 먹어도 에너지로 쓰이기 때문에 살이 찌지 않는다.

아이들을 먹인 뒤 뒷정리하면서 싱크대에 서서 국 하나에 끼니를 때우다시피 했다. 물도 거의 마시지 않는다고 했다. 공복 혈당이 100~140 사이로 약간 당이 있어 당뇨약을 처방받았으나 그것도 잊어버리고 먹지 않는 날이 더 많았다.

퇴행성 협착증과 목 디스크는 대부분의 환자가 가진 문제고, 그녀에게서 가장 두드러진 문제는 복부 비만이었다. 보통 환자들의 엑스레이를 보면 배가 엑스레이 화면 범위 안에 들어와 있는데, 그녀의 복부는 엑스레이 화면 밖으로 나갈 정도였다. 30대 후반이지만 50대 전후 폐경기 여성에 버금갈 정도로 복부에 지방층이 두터웠다.

불규칙한 탄수화물 위주의 식사가 원인이었다. 단백질 부족으로 인해 근력이 떨어질 대로 떨어진 상황. 여성 호르몬 수치도 그 나이 대 여성에 비해 낮았다. 몸 전체의 기능을 활성화시키기 위해서는 식습관 개선과 근력 운동이 필수였다.

"하루 세 번 규칙적인 식사를 하셔야 지방이 축적되지 않아요. 우리 몸은 바보가 아니에요. 식사 간격이 길어지면 몸은 다음 식사 시 대부분의 칼로리를 에너지로 사용하지 않고 축적하죠. 아침 식사 때 단백질을 의무적으로 드셔야 해요."

나는 한 끼 먹을 분량씩 개별 포장된 다이어트용 닭가슴살을 구매해 아침마다 먹길 권했다. 무엇보다 심부근육을 강화하는 운동을 처방했다.

한 달 뒤 당 수치와 혈압이 제자리를 찾고, 호르몬 수치가 평균치에 도달했다. 여성 호르몬 수치를 정상으로 유지하기 위해서는 운동이 필수라는 것을 여실히 보여준 것이다. 배 둘레도 15cm나 줄었다. 옷 사이즈가 바뀌었다며 무척 기뻐하던 그녀. 규칙적인 생활과 근육을 사용하는 운동 처방 덕분에 허리 통증은 진즉에 사라지고 훨훨 날아다닐 만큼 몸이 가벼워졌다. 그녀의 마지막 말이 기억에 남는다.

"그동안 플러그가 뽑혀 있었다면, 이젠 플러그를 꽂아 제 몸에 전원이 들어온 것 같아요."

복부의 살이 쏙 빠지는 운동

폼 롤러 이용한 엎드려 상체 들기

방법: 1. 바닥에 엎드린 상태에서 팔을 어깨너비로 벌려 폼 롤러 위에 올린다.

　　　2. 숨을 내쉬면서 엉덩이와 등 근육을 조이고 폼 롤러를 몸 쪽으로 당기며 상체를 세운다.

　　　※ 이때 허리가 지나치게 꺾이지 않도록 주의한다.

　　　3. 10초씩 15회 반복한다.

> 효과: 복근과 엉덩이 근육을 많이 사용해 심부근육을 자극하고 강화시킨다. 척추를 강하게 붙잡아 주는 데 효과적이며 몸 전체를 탄력있게 만들어 준다. 척추의 심부근육과 척추를 감싸고 있는 근육을 강화해 허리 통증을 완화시킨다.

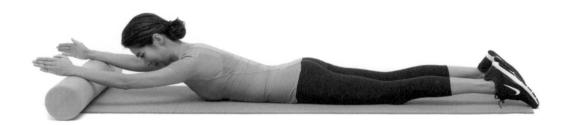

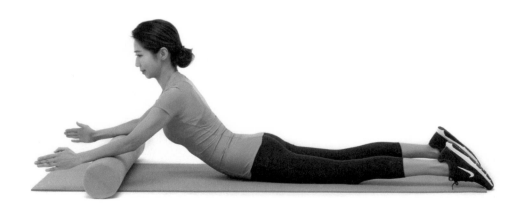

고양이 자세로 허리 근육 늘이기

방법: 1. 무릎을 구부리고 엎드린 상태에서 양팔을 어깨너비, 무릎은 골반너비로
　　　벌려 기어가는 자세를 만든다.
　　2. 시선은 배꼽을 보면서 등을 위로 말아 올리고 발등은 바닥을 꾹 눌러 준다.
　　※ 이때 엉덩이가 뒤로 밀리지 않도록 한다.
　　3. 5초씩 10회 반복한다.

효과: 허리 근육이 이완되어 유연성을 길러 주며 허리 통증 완화에 효과적인 운동이다.

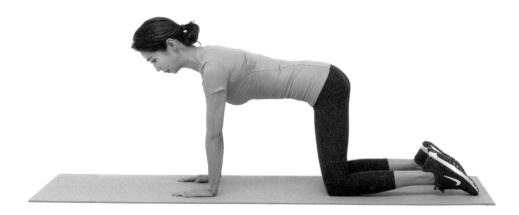

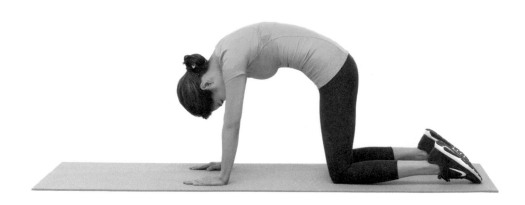

복부의 살이 쏙 빠지는 운동

누워서 호흡하기

방법: 1. 바로 누운 상태에서 숨을 들이마시며 허리만 바닥에서 떨어지도록 들어올린다.

2. 숨을 내쉬며 등과 허리를 내려 지그시 바닥을 눌러 준다.

※ 이때 갈비뼈가 안으로 조이는 느낌을 받아야 한다.

3. 5초씩 20회 반복한다.

효과: 호흡 근육을 자극하고 체간을 지지하는 근육들의 움직임을 활성화키는 운동이다.

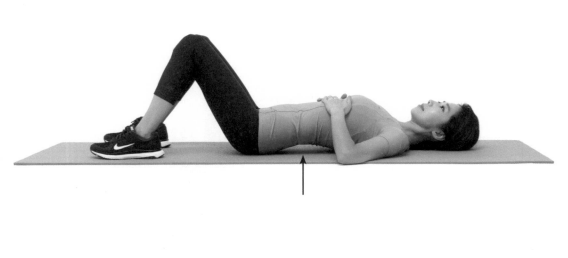

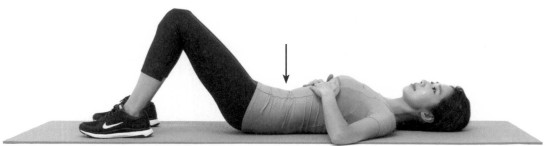

누워서 팔다리 사선으로 펴기

방법: 1. 바로 누운 상태에서 무릎을 90도 각도로 들어 올리고 두 팔을 사선으로 펴 준다.

     2. 무릎을 펴서 두 다리를 45도 각도로 뻗으며 복근에 힘을 주어 상체를 들어올린다.

     ※ 목 아랫부분에 힘이 들어가지 않도록 턱을 아래로 당긴다.

     3. 5초씩 20회 반복한다.

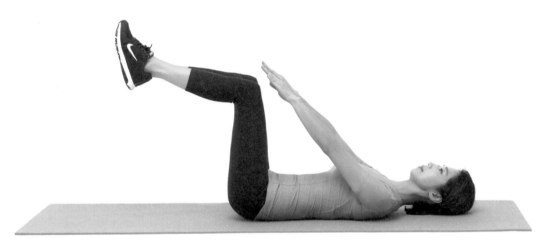

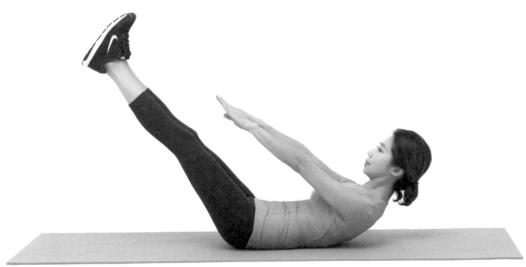

04 발이 아파서 걸을 수가 없어요!

　운동을 못하는 사람들을 보면 다 이유가 있다. 허리가 아파서 걷기조차 힘들다는 사람이 있고, 팔이나 다리의 고질적인 통증으로 인해 운동은 엄두도 못 낸다는 사람도 있다. 운동은 바벨을 드는 것처럼 강한 힘이 가해지고 속도가 빨라야 한다는 선입견이 있기 때문이다. 그런데 심부근육을 강화시켜 신체나이를 줄이는 운동은 오히려 약한 힘으로 가능하며 속도가 느리고 몸을 유연하게 한다.

　40대 후반의 여성이 진료실을 찾았다. 살이 찐 체구에 얼굴을 찌푸리고 있어 겉모습만으로도 '나 아파요' 하는 이미지를 심어 주기에 충분했다. 아니다 다를까 척추 협착증, 전방 전위증으로 인해 고질적인 허리 통증을 호소했다.

　"운동하셔야 해요." 내 말이 끝나기가 무섭게 그녀가 답답한 듯 하소연부터 했다.

　"저도 운동하고 싶죠. 그런데 발이 너무 아파서 걸을 수도 없으니 어떻게 운동을 해요. 발 아픈 고통은 경험해 보지 않으면 몰라. 찌릿찌릿 저리는 것은 그렇다 치고, 발이 퉁퉁 붓고 바닥에 디딜 수도 없어요. 운동을 못해서 살이 찌고, 살이 찌니 허리는 계속 아파요."

　발이 아프니 걸을 수 없다고 하는 것은 환자 입장에서는 극히 당연한 일. 그녀의 발에는 지간신경종이 있었다. 지간신경종이란 발 중앙 부위의 인대 아래에 있는 발가락으로 가는 신경이 발가락 뿌리 부분에서 압박을 받아 눌려서 발가락 전체에 통증이 생기는 것을 말한다. 걷거나 바닥에 디디면 증세가 악화되고, 다리를 쭉 뻗고 쉬면 통증이 사라진다.

　"걱정 마세요. 제가 많이 걷지 않는 운동을 가르쳐 드릴게요. 그리고 일단 체중 관리부터 하셔야 해요."

　하지만 그녀는 반신반의했다.

　"아이고, 저는 체질상 안 뛰면 살 안 빠져요."

"간식부터 줄여야 해요." 하니, "간식 안 먹어요. 아침엔 선식 먹고 점심 저녁은 주로 외식을 하는데 그마저도 몇 수저 안 먹어요." 하는 것이다.

"그럼 점심이나 저녁 중 하나를 포기하시고, 제가 권하는 식단으로 식사하세요."

아침은 선식 대신 삶은 계란과 사과 반쪽, 저녁은 현미밥 반 공기와 나물 반찬, 혹은 닭 가슴살과 오이, 그 다음 날은 생 두부에 바나나 등으로 식단을 짜 주었다. 국 찌개는 전혀 먹지 않도록 했다.

무엇보다 걸을 때 발을 땅에 딛지 않고 걷는 습관이 몸에 배어 있었기 때문에, 제대로 걸을 수 있는 몸을 먼저 만들고 보행 교육까지 했다. 발뒤꿈치를 스트레칭해서 아킬레스건에서 종아리 뒤쪽까지 근육이 이완되어 있지 않으면 바른 걸음을 걷기 힘들다.

몸은 사용하지 않으면 점점 더 사용할 수 없는 상태가 되고 만다. 몸의 현 주소는 자기가 만든 것이며, 내 인생의 성적표나 마찬가지다. 그녀의 몸은 스트레칭을 할 수 없을 정도로 관절이 다 굳어 있었다. 팔 돌리기조차 안 될 지경. 고관절 근육을 풀어 주고, 등근육과 복부, 허리 운동은 물론 발에 체중이 무리하게 실리지 않도록 앉거나 누워서 하는 운동을 처방했다.

그 결과 한 달 만에 체중이 4킬로그램이나 감소했다. 지간신경종은 족부 고정기를 착용한 뒤 호전됐다. 여전히 그녀는 척추 협착증과 전방 전위증을 안고 살아가지만 통증은 없다. 근력 덕분이다. 전방 전위증과 척추 협착증은 수술해도 근력이 없으면 평생 통증에서 해방되기 힘들다. 반면, 수술하지 않고도 근력 운동을 통해 통증에서 해방될 수 있다. 어떤 삶을 선택하고 싶은가.

발과 척추 힘 기르는 운동

발가락 가위바위보

방법: 1. 가위바위보에서 바위를 만들듯이 발가락 전체를 하나로 모아 준다.
2. 엄지발가락과 검지발가락 사이를 최대한 벌려 가위 모양을 만든다.
3. 발가락 사이를 최대한 벌려 가위바위보의 '보' 모양을 만든다.
4. 양쪽 2분씩 스트레칭한다.

효과: 발과 주변에 있는 작은 인대와 근육들을 자극해 통증을 예방하는데 효과적인 운동이다.

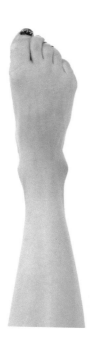
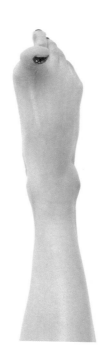
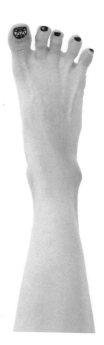

발목 운동

방법: 1. 발가락으로 수건을 움켜쥐며 힘을 기른다.
　　　2. 발목을 몸 쪽으로 당겨 늘여 준다.
　　　3. 양쪽 2분씩 교대로 2세트 반복한다.

효과: 발바닥 및 주변 근육들을 활성화시키고, 자극을 주어 강화시킨다.

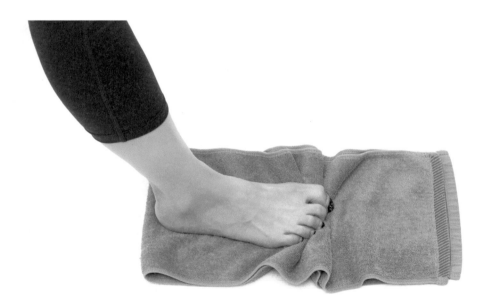

엉덩이 들어 올리기

방법: 1. 두 팔을 쭉 뻗고 무릎을 편 상태로 엎드린다.

2. 엉덩이를 위로 들어 올려 상체를 길게 늘려 주며, 뒤꿈치를 들었다
   5초 뒤 제자리로 내린다.

※ 등이나 무릎이 구부러지지 않도록, 편 상태를 유지하려 노력한다.

3. 5초씩 10회를 두 번 반복한다.

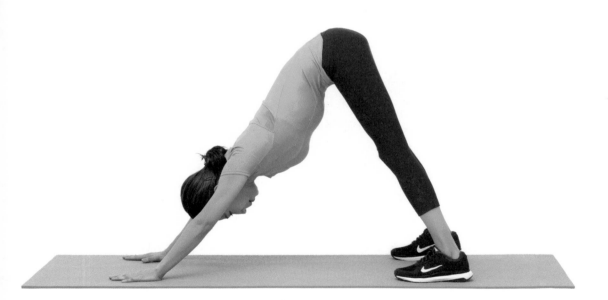

효과: 허벅지 뒤쪽 근육과 종아리는 물론, 상체의 등 근육까지 이완시키는 동작이며, 발목 주변 근육들의 움직임을 향상시킬 수 있다.

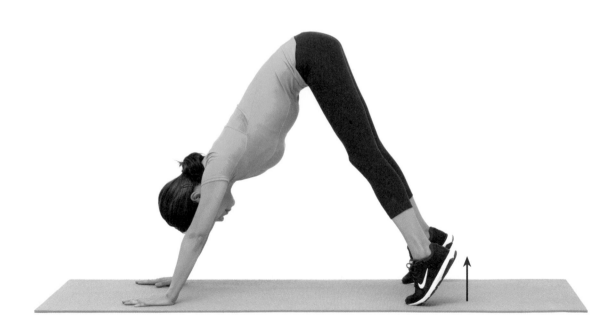

발과 척추 힘 기르는 운동

밴드로 발끝 당기기

방법: 1. 바닥에 앉아 한쪽 다리는 무릎을 펴고 반대쪽 다리는 구부려서 발바닥을
이용해 반대쪽 다리의 무릎이 움직이지 않도록 고정시켜 준다.

2. 밴드로 발을 감싼 뒤 몸 쪽으로 당겨 준다.

3. 이번엔 발끝을 몸 반대 방향으로 쭉 뻗는다.

※ 이때 무릎의 위치가 변하지 않도록 고정시킨다.

4. 양발을 번갈아가며 10초씩 20회 반복한다.

효과: 발목 근육을 이완시켜 유연하게 하며 운동 전후에 발생할 수
있는 부상을 막아 준다. 발목 수술 후 재활할 때 효과적인 운동이다.

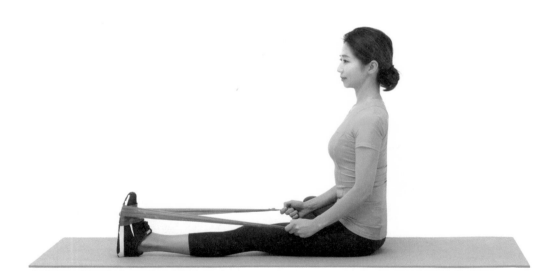

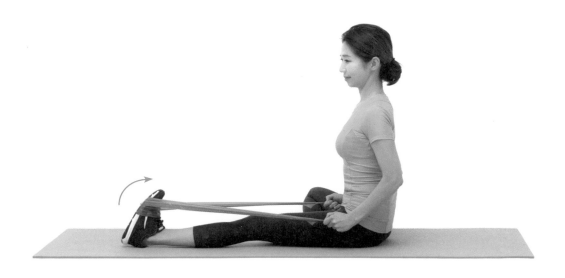

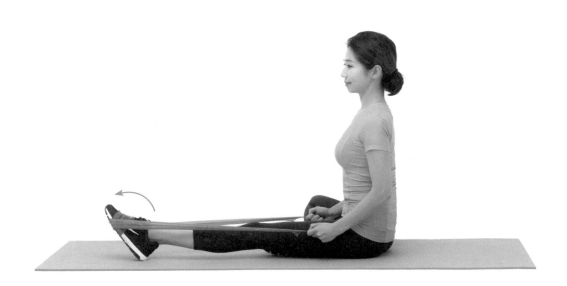

05 365일, 온몸이 쑤셔요

요즘 들어 부쩍 원인을 알 수 없는 통증을 호소하면서 찾아오는 환자가 많다. 그들의 특징은 눈만 뜨면 아프다는 것. 365일, 안 아픈 날이 없다는 것이다.

대구에서 사과 과수원을 하는 사십 대 여성이 서울 서초동에 있는 우리 병원까지 찾아왔으니, 그 고통이 얼마나 심했을까.

"통증이 제 몸 구석구석을 돌아다니는 것 같아요. 목과 등, 허리를 들쑤시고 돌아다니다가, 어느 날은 무릎과 다리까지 아파요. 사과 과수원을 하니 운전할 때가 많은데, 늘 등에 생수병을 대고 다녀요. 너무 아프니 그렇게라도 지압을 하면 좀 살 것 같더라고요."

원인을 알 수 없는 통증을 항상 느끼는 것을 '섬유근막통증'이라 한다. 섬유근막통이 너무 심해 휴학까지 한 이십 대 대학생, 잘 다니던 직장을 그만둔 삼십 대 워킹맘 등 연령대도 다양하다. 이들은 하나 같이 "삭신이 쑤신다." "약을 먹어도 소용없다."고 호소한다.

일반적으로 통증 유발점 중 네다섯 군데가 아프면 '섬유근막통증'으로 진단한다. 근육을 둘러싸고 있는 막과 근육 부위에 통증을 일으키는 딱딱한 조직이 생기는데, 이를 통증 유발점이라고 한다. 섬유근막통증의 원인은 스트레스다. 스트레스를 받으면 근육에 힘이 들어가면서 수축하는데, 이때 혈액 순환이 원활하지 않아서 통증이 생기는 것. 엑스레이를 찍고 피 검사도 받아보지만 대부분 "이상 없다."는 결과가 나온다. 반복적으로 아프니 "삭신이 쑤신

Doctor's talk

섬유근막통증 통증 유발점

근육을 둘러싸고 있는 막과 근육 부위에 통증을 일으키는 딱딱한 조직이 생기는데, 이를 통증 유발점이라고 한다. 과도한 근육의 긴장과 산소 부족으로 인해 발생한다고 알려져 있다. 근육 통증 유발점은 한 개 혹은 여러 개의 근육에서 생긴다. 근 경련, 운동 범위 감소, 근육 약화, 자율신경계 이상 증상 등이 나타날 수 있다.

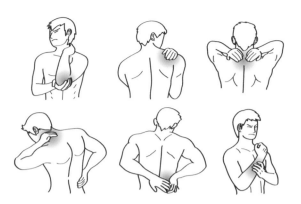

다."는 말을 입에 달고 산다.

스트레스 없이 살 수 있다면 얼마나 좋을까. 그러나 우리 삶은 늘 스트레스의 연속이다. 나 역시 워킹맘이자 두 아이의 엄마, 가정주부로서 날마다 스트레스와 대면한다. 스트레스를 받지 않을 수 없다면, 스트레스를 받을 때 내 몸이 어떻게 반응하는가가 문제다. 즉 영하 10도에서 밖에 나가지 못하는 사람이 있는 반면, 누군가는 밖에 나가서 차가운 공기를 들이마시고 노래를 흥얼거리기도 한다. 영하 10도라는 외부적 스트레스 환경에서 어떤 이는 저항할 능력이 있고, 어떤 이는 없는 것이다. 이를 면역력이라고 한다. 즉 외부 스트레스에 반응하는 체력을 만드는 것이 중요하다.

나는 의사로서 환자에게 자세히 설명했다.

"근육을 싸고 있는 얇은 막이 있는데요. 그곳에 통증을 유발하는 딱딱한 조직이 생기는 거예요. 예컨대 스트레스를 받으면 근막이 수축하면서 통증 유발점을 자극하는 거죠."

죽을 것 같은 통증은 아니지만, 근육 부위에 딱딱한 조직이 만져지고, 누르면 깜짝 놀랄 만큼 통증이 심해진다. 아울러 누르는 부위뿐 아니라 멀리 떨어진 부위에도 통증이 나타나기도 한다.

통증에서 해방되려면 스트레칭을 통해 근육을 이완시키고 근막을 개선하는 것이 필수다. 이를 위해 심부근육을 강화시키는 운동을 처방했다. 한 달 뒤부터는 통증이 점차 사라지기 시작했고, 얼굴이 부쩍 밝아졌다.

"정말 감사해요. 이제 안 아파요. 이렇게 치료될 줄 알았으면 진작부터 하는 건데 말이에요."

마지막으로 진료를 받으러 온 날, 그녀는 사과즙을 몇 박스 들고 왔다. 이유 없는 통증, 365일 삭신이 쑤시는 증상으로 고통받고 있다면, 답은 하나다. 스트레스를 이겨낼 수 있는 몸을 만드는 것이다.

전신 늘이기

방법: 1. 손가락은 깍지를 끼고 팔을 위로 높게 뻗는다.
  2. 다리가 교차되도록 앞 뒤로 놓을 때 무릎이 구부
     러지지 않도록 한다.
  3. 앞쪽에 놓인 다리와 대각선으로 팔을 쭉 뻗어 옆
     구리를 늘여준다.

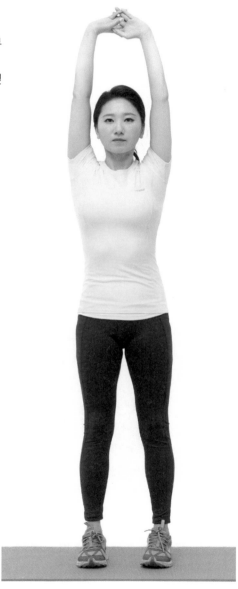

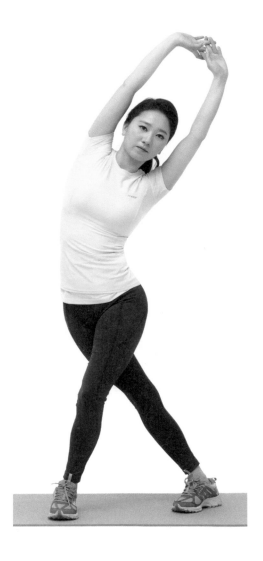
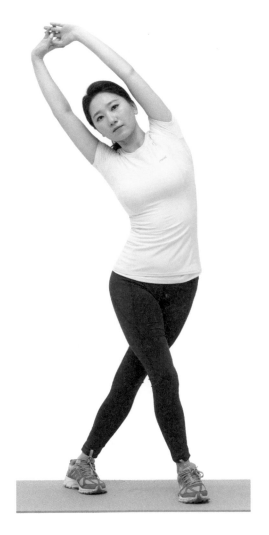

섬유근막통증 사라지는 운동

상체 숙여 발끝 잡기

방법: 1. 양쪽 다리를 최대한 벌리고 상체는 곧게 유지한다. 발끝은 몸쪽을 향하도록 한다.
2. 허벅지에 힘을 주어 무릎이 뜨지 않도록 유지하며 상체를 숙여 발끝을 잡는다.

효과: 다리 안쪽 근육과 등허리를 늘이는 운동이다.

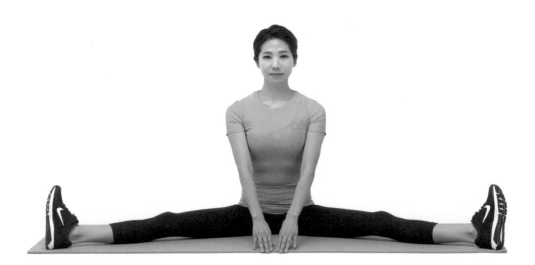

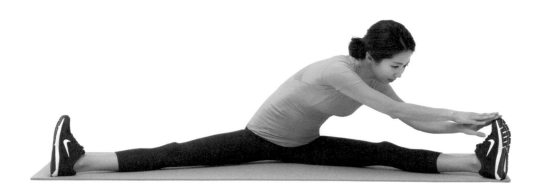

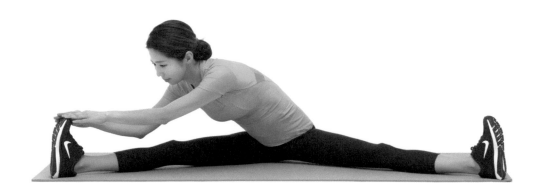

섬유근막통증 사라지는 운동

장요근 늘이기

방법: 1. 다리를 어깨너비로 벌린 후 한 다리를 앞으로 내밀고 복부와 엉덩이 근육을 수축시킨다.
2. 복부와 엉덩이 꼬리뼈를 앞으로 밀며 무게 중심을 앞으로 이동한다.
3. 복부와 엉덩이를 조여 허벅지 앞쪽이 당기는 느낌을 받도록 한다.

효과: 고관절 주변 근육들을 풀어
주고, 골반이 뒤로 밀려나지 않도록
잡아 준다. 허리 통증을 완화하고
복부 근육을 활성화한다.

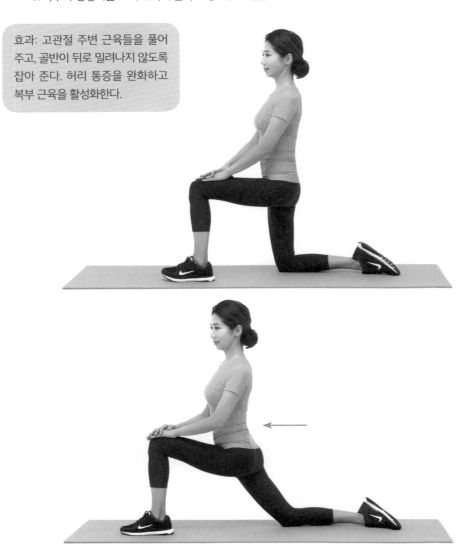

208

엎드려 한 다리 들기

방법: 1. 바닥에 엎드린 상태에서 두 팔을 펴고 발 앞부분으로 지탱해 몸을 사선으로 일으킨다.
2. 팔과 다리를 펴고 엉덩이와 복부에 힘을 주며 5초간 자세를 유지한다.
3. 한쪽 다리를 바닥과 평행이 되도록 들어 올려 골반이 일자로 유지되게 한다.
4. 양쪽 번갈아가며 5초씩 20회 반복한다.

효과: 심부 근육과 밸런스 훈련을 동시에 할 수 있는 운동이다. 어느 한쪽만 잘 된다면 골반의 불균형을 의심해야 한다. 안 되는 쪽을 더 열심히 연습해야 한다. 이 운동이 쉽게 잘 된다면 당신은 이미 건강한 것이다!

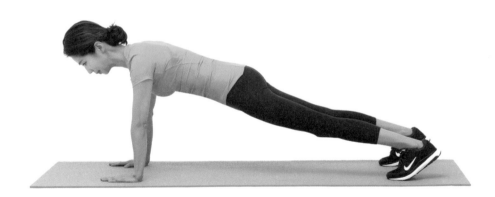

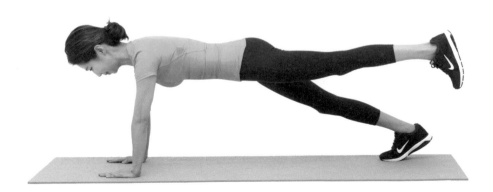

06 허리 통증의 원인은 술배!

외국계 증권사에 다니는 40대 후반의 남성이 진료를 받으러 왔다. 중후하고 여유 있어 보이는 외모와 달리, 증권사 업무라는 게 늘 실적에 대한 스트레스가 따라다니고 저녁이면 술자리도 끊이지 않았다. 그러다 보면 운동과는 담을 쌓고 살게 되는 경우가 대부분이다.

그는 아침에 한 시간 일찍 일어나 휘트니스 센터로 향했다. 하지만 그의 고민은 복부 비만. 온종일 앉아서 일하고 회식과 접대가 많아서 그때마다 술을 곁들이니 뱃살과는 떼려야 뗄 수 없는 관계가 된 것이다.

"어디가 불편하신가요?" 하고 묻자, 그는 "허리가 아파서요." 하며 말문을 열었다.

검사 결과, 척추 협착과 퇴행성 변화가 진행되고 있어서 그냥 두면 더 심각해질 게 뻔했다. 하지만 그보다 더 문제는 복부 비만이었다.

"허리 통증을 없애려면 복부 비만부터 해결해야 합니다. 지금부터 생활 습관을 개선해서 더 이상 악화되지 않도록 해야 합니다."

줄여 말하면, 뱃살부터 빼자는 얘기. 뱃살, 즉 복부 비만은 신체 노화의 지름길이다.

"복부 근력이 약해지면서 내장이 앞으로 밀리고, 근육이 이완되면서 배가 굉장히 많이 나와 보입니다. 물론, 내장 지방이나 피하 지방도 있지만, 전체적으로 같이 개선해 나가야 합니다."

일반적으로 체지방 감량하자고 얘기하면, 남자들은 잘 받아들이지 않는다. 여자들처럼 각선미에 관심이 많지 않기 때문이다. 그런데 그는 오랫동안 운동을 했는데도 빠지지 않는 뱃살과 허리 통증으로 인해 고민이 많았는지, 흔쾌히 동의했다.

"그런데 약속 하나 하죠. 체지방 감량을 위해 3주간 금주하셔야 합니다. 아울러 술, 설탕, 소금, 오일 등 네 가지도 절제하셔야 해요."

그가 쑥스러운 듯 말했다.

"제가 다른 건 다 할 수 있는데, 알코올은 힘듭니다."

나는 목소리에 힘을 주어 말했다.

"지방 덩어리를 안고 평생 사시겠어요? 변화된 몸으로 후반전을 사시겠어요?
3주만 참으면 됩니다. 그거 안 된다고 하시면 의지가 없는 겁니다. 인생에서 3주
는 그리 길지 않아요."

본인은 의식하지 못했지만, 내측 무릎 연골이 닳아가는 상황이었고, 통증 반
응 검사 결과, 관절염 초기였다. 복부 비만으로 인해 복부 경사각이 앞으로 기울
어지면서 다리가 회전되고 무릎 안쪽으로 체중이 실려 연골이 압력을 받아서 연
부 조직이 손상된 상황. 최근 들어 남성의 관절염 발병률이 높아지고 있다. 앉아
서 지내는 시간이 많다 보니, 다리 근력이 약해지면
서 무릎 관절의 안정성이 떨어지기 때문이다. 체중
이 늘면 늘수록 무릎 안쪽 연골이 손실되기 쉽다.

하루에 섭취하는 음식을 1,000칼로리 이하로 줄
이고, 복부의 근력을 길러 비만을 해소해 허리 통
증을 줄이고 무릎 관절염의 진행을 막기 위한 근력
강화 운동을 처방했다.

한 달 뒤 그가 기뻐하며 말했다.

"벨트도 바지도 다 새로 샀어요. 이제는 청바지
를 입고 싶네요."

운동을 하면서 무릎 통증이 사라졌고 줄 끝이
10으로 끝나지 않게 올리거나 내리거나 배가 나오
면서 자연스럽게 등이 굽고 어깨는 안으로 말렸던,
전형적인 아저씨 체형에서 벗어나 나이보다 열 살
은 더 젊어 보였다.

"몸이 가벼워지니 이제는 외식할 때 '저걸 먹으
면 몸에 얼마나 해로울까'부터 생각하는 습관이 생
겼어요."

Doctor's talk

복부 비만, HCG 호르몬과 심부열로 치료한다고?

과거 식이 요법에 의한 비만 치료가 요
요를 유발했던 것과 달리, 최근 들어 호
르몬을 이용한 체지방 감량법이 연구
되고 있다. HCG 호르몬 테라피도 그 중
하나다. HCG 호르몬은 체지방을 칼로
리로 연소시켜 주는 호르몬이다. 평소
에는 우리 몸에서 일하지 않다가 기아
로 목숨을 잃기 직전 혹은 임산부가 먹
지 못할 때에 태아에게 영양을 공급하
기 위해 활동을 시작한다. 이 HCG호르
몬을 자극해서 체지방을 칼로리로 전
환시키는 비만 치료는 효과가 좋다. 동
시에 운동을 통해 심부에서 열을 끌어
올려 복부 내장 지방을 빠르게 연소시
키는 심부열 치료도 효과적이다.

10살 젊어지는
체형 교정
운동

벽에 기대 앉아 한쪽 다리 들기

방법: 1. 벽면에 등을 기댄 후 무릎을 90도로 구부린다.

2. 한쪽 다리를 들어올려 반대편 다리로 체중을 지탱한다.

※ 골반이 옆으로 밀리거나 상체가 좌우로 치우치지 않도록 주의한다.

3. 5초씩 번갈아가며 20회 반복한다.

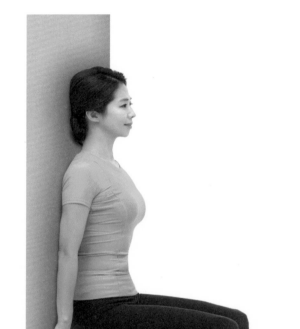

효과: 발목 주변의 근육과 하체를 단련시켜 무릎의 안정성을 높이는 운동이다.

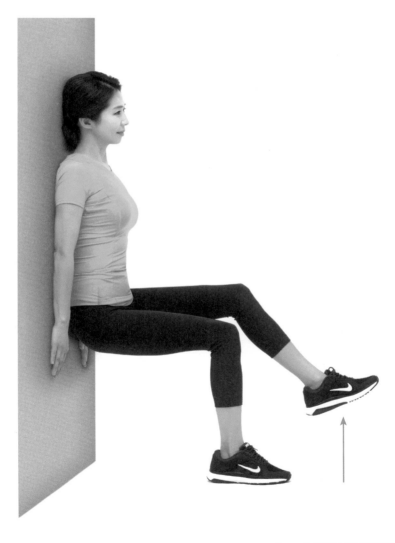

서서 **한쪽** 다리 들기

방법: 1. 어깨너비로 바르게 선 뒤 한쪽 다리를 45도 각도로 든다.

2. 반대편 다리를 구부려 체중을 지탱한다. 이때 무릎이 과하게 안 쪽이나 바깥으로 향하지 않도록 주의한다.

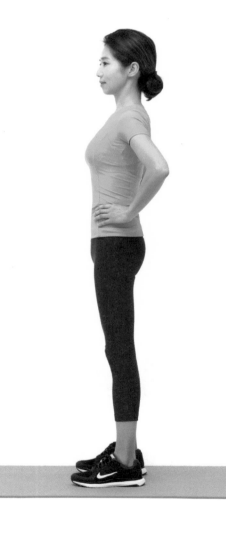

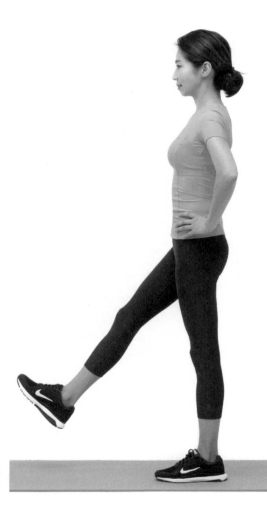

효과: 발목 안정성을 높이며 복부에 힘을 주어 몸의 균형을 잡게 하는 근육들을 단련시킨다.

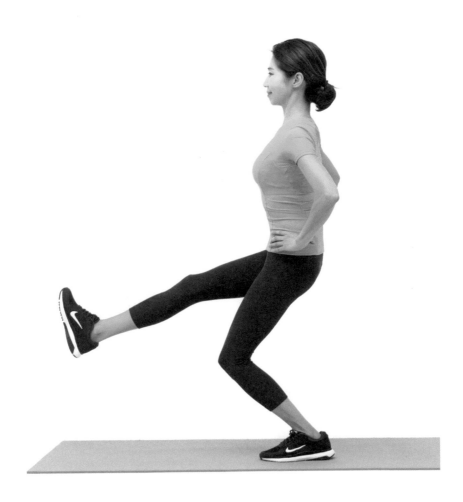

상체 젖히기

방법: 1. 상체를 곧게 펴고 앉아 무릎을 세운다.

2. 등이 말리지 않도록 주의하며 상체를 천천히 뒤로 젖힌다.

3. 5초 동안 유지한 뒤 제자리로 온다.

※ 등이 굽어지지 않도록 하고 무릎이 바깥으로 벌어지지 않도록 모아 준다.

4. 5초씩 10회 반복한다.

효과: 복부 근육은 물론 몸통을 감싸고 있는 코어 근육들을 강화하는데 탁월한 운동이다.

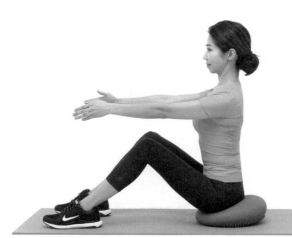

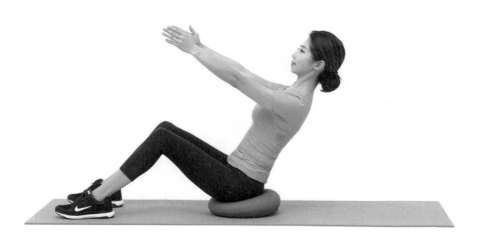

엉덩이 들어 올리기

방법: 1. 바로 누운 자세에서 두 손은 바닥에 붙이고, 두 발을 모아 짐볼 위에 올린다.

2. 엉덩이를 조이면서 발뒤꿈치로 짐볼을 누르면서 엉덩이를 들어올린다. 그대로 10초간 정지한다.

※ 이때 상체가 흔들리지 않도록 손바닥과 팔로 바닥을 눌러 준다.

3. 10초씩 20회 반복한다.

효과: 하체 뒤쪽 근육을 탄탄하게 만들며 골반의 안정성을 높이는 운동이다. 몸의 중심을 잡을 때 쓰이는 작은 심부근육들을 강화시켜 준다.

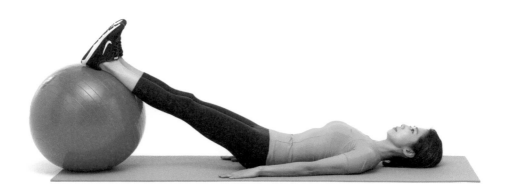

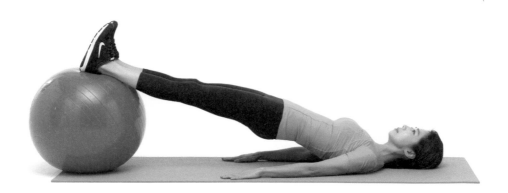

07 더 이상 트레이너로 일할 수 없나요?

요즘 휘트니스센터에서 트레이너에게 개인 지도를 받는 경우가 많다. 살을 빼서 예쁜 몸매를 만들거나, 원하는 부위에 멋진 근육을 키우고 싶어서다. 그런데 휘트니스센터에서 겉으로 보이는 근육을 키우는 것만큼이나, 속 근육의 힘을 기르는 데도 관심을 쏟아야 한다. 우리 몸은 노화될수록 보이지 않는 속 근육이 힘을 잃고 온몸의 균형이 틀어지면서 통증에 시달리게 되기 때문이다.

촉망받는 퍼스널 트레이너였던 그가 병원을 찾은 것은 허리 통증 때문이었다.

"허리가 아파서 앉았다 일어나는 것도 힘들고 덤벨을 드는 것조차 고통스러워요. 통증 때문에 조심스러워서 웨이트 트레이닝을 더 이상 할 수 없더라고요. 웨이트를 할 수 없으면 사실 트레이너로서 생명이 끝났다고 봐야죠. 저는 트레이너로 일하는 게 무척 행복한데 더 이상 일할 수 없으니 우울해요."

요즘은 트레이너가 휘트니스 센터에서 회원들에게 운동만 가르치는 게 아니라, 통증이 있는 곳에 알맞은 운동을 처방하기도 한다고 한다. 그런데 자기 몸이 아프니 더 이상 트레이너로 일할 수 없다고 생각한 것이다. 결국 그는 다른 일을 찾아보기로 결심하고 마지막으로 우리 병원을 찾았다.

"동네 병원부터 시작해 대학병원까지 안 가본 데가 없어요. 그런데 다들 물리 치료하고 운동만 하라고 하더군요. 물리치료는 받을 만큼 받아 봤고, 저만큼 운동 많이 하는 사람이 어디 있겠습니까? 어

Doctor's talk

요추 전만증(Lordosis)과 골반

골반과 허리는 삼차원으로 연결되어 있어서, 척추가 틀어지면 십중팔구 골반의 모양도 함께 틀어진다. 요추 전만증이 있으면 골반은 변형된 척추를 받치기 위해 변형을 일으켜 몸의 균형을 맞춘다. 따라서 골반이 제 위치로 돌아오도록 바로 잡아주는 것이 중요하다. 골반이 움직여야 허리도 같이 움직이기 때문이다. 전만증이 있으면 내장이 앞으로 밀리면서 기립근과 복직근이 이완되어 복부 비만이 동반될 수 있다.

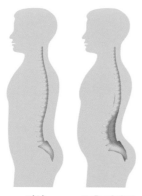

정상　　　요추 전만증

떤 운동을 해야 하는지 물어도 구체적으로 가르쳐주지 않더라고요."

　진료실에 마주앉아 대화를 나누면서, 그가 얼마나 자신의 일을 사랑하는지 알 수 있었다. 다른 사람을 건강하게 만드는 일에 보람을 느껴 트레이너의 길을 선택했고, 어렵고 힘든 과정을 겪으며 10년 차 트레이너가 됐다. 노하우도 쌓이고 자신을 신뢰하는 고객들도 점차 늘어 가는데 일을 그만둬야 하는 심정이 오죽했을까. 나 역시 마찬가지였다. 의학도로 하루 대부분의 시간을 책상에 앉아서 공부하며 보내던 시절, 허리 통증으로 인해 고통스러운 시간을 보냈다. 너무 아파서 책상에 앉는 것조차 힘들었을 때 좌절감과 우울함을 떨치지 못했다. 가장 두려운 것은 내가 사랑하는 일을 못할 수 있다는 두려움이었다. 주사와 물리치료로 해소할 수 없던 통증을 운동으로 치료한 뒤, 나는 의사로서 소명을 다시 깨달았다.

　검사 결과, 통증의 원인은 요추 전만증과 전방 전위증, 척추 분리증이었다. 척추 분리증이라고 말하면 환자들은 한숨부터 내쉰다. 그 무시무시한 병명 탓에 정말 척추가 끊어진 줄 아는 탓이다. 그러나 실상은 그리 심각한 병이 아니다. 척추의 전체적인 정렬 상태가 조금 어긋나서, 엑스레이 상에서 마치 뼈가 분리된 것처럼 보이는 것일 뿐, 정말 뼈가 분리된 것은 아니다. 요추 전만증과 전방전위증, 분리증은 항상 동반된다. 그에게 이 세 가지 증상과 관련된 근육의 힘을 길러 주기 위한 운동을 처방했다. 그는 트레이너답게 운동을 열심히 했고 그만큼 회복 속도도 빨랐다. 통증은 한 달도 안 되어 모두 사라졌고, 3개월간 치료를 받은 뒤에는 엑스레이 상에서도 요추 전만증과 전방 전위증, 분리증이 보이지 않았다. 그는 고객 중 통증을 호소하는 이들에게 보다 효과적인 웨이트 트레이닝법을 지도하는 유능한 트레이너가 되었다. 무엇보다 겉으로 보이는 근육이 아니라 속근육의 중요성을 절실히 깨닫게 된 것을 그는 이렇게 표현했다.

　"새로운 세상을 알게 된 것 같아요. 나이 들수록 보이지 않는 근육이 다 망가지고 통증을 일으키는데, 만약 근육이 망가지는 게 눈에 보인다면 사람들은 가만히 있을 수 없을 거예요."

코어 강화 운동 1단계

방법: 1. 무릎을 꿇고 짐볼에 상체를 기댄다. 이때 팔꿈치를 어깨너비만큼 벌리고 두 손은 깍지 낀다.

2. 배와 엉덩이에 힘을 주면서 무릎을 뒤로 펴 몸을 사선으로 만든다.

※ 이때 엉덩이에 힘을 주어 허리가 아래쪽으로 처지지 않도록 한다.

3. 10초씩 20회 반복한다.

효과: 몸의 중심을 잡아 주는 코어 근육을 강화하고 등과 엉덩이를 탄력 있게 만들어 준다.

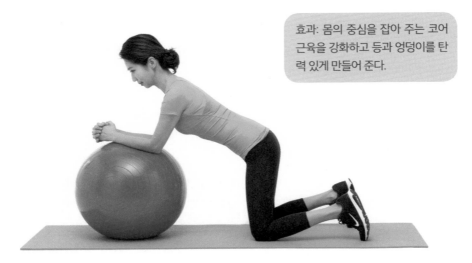

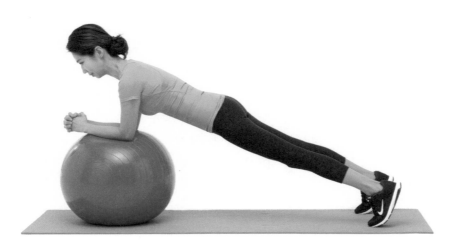

코어 강화 운동 2단계

방법: 1. 한쪽 팔꿈치를 90도로 만들어 준 뒤 손을 뻗어 올리며 상체를 들어 올린다.
　　 2. 머리부터 발끝까지 대각선을 유지한다.
　　 ※ 이때 손끝과 반대쪽 팔꿈치가 일직선이 되어야 하며 배와 엉덩이에 힘을 주어
　　　　상·하체가 흔들리지 않도록 한다.
　　 3. 양쪽 10초씩 10회 반복한다.

효과: 코어 근육 강화는 물론,
허리를 탄탄하게 보호해 주는
근육과 외복사근을 강화한다.

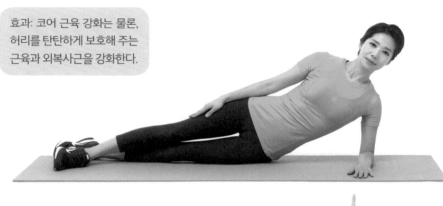

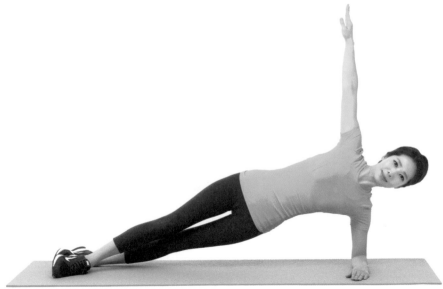

짐볼 위에서 상체 들기

방법: 1. 짐볼 위에 등을 대고 누워 무릎을 직각으로 굽힌다. 양발을 골반너
　　　비로 벌리고 손은 머리 뒤로 깍지 낀다.

　　2. 숨을 내쉬며 날개뼈까지 상체를 들어올려 정면을 응시한다.

　　3. 5초간 유지한 뒤 제자리로 돌아온다.

　　※ 이때 엉덩이가 내려오지 않도록 주의한다.

　　4. 5초씩 20회 반복한다.

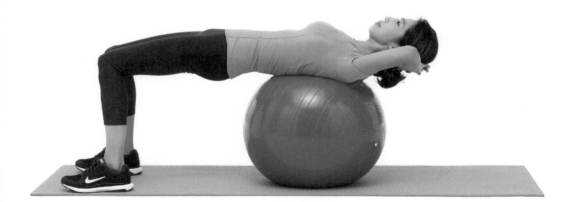

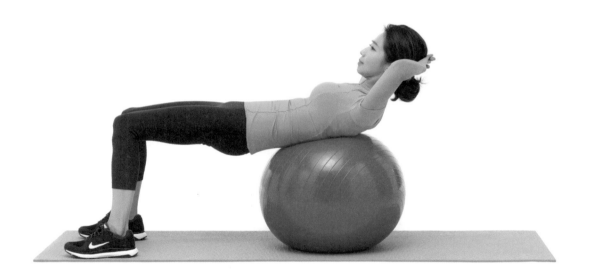

척추 정렬 바로 잡는 운동

짐볼 누르면서 한쪽 무릎 펴기

방법: 1. 벽을 바라보고 선 상태에서 한쪽 무릎을 90도 각도로 굽혀 짐볼 위에 올려 놓고 양손바닥은 벽에 댄다.

2. 벽에 몸을 지탱하며 무릎으로 볼을 누르면서 다리를 뒤로 편다.

※ 허리가 꺾이지 않고 상체가 앞으로 쏠리지 않도록 주의한다.

3. 양쪽 10회 반복한다.

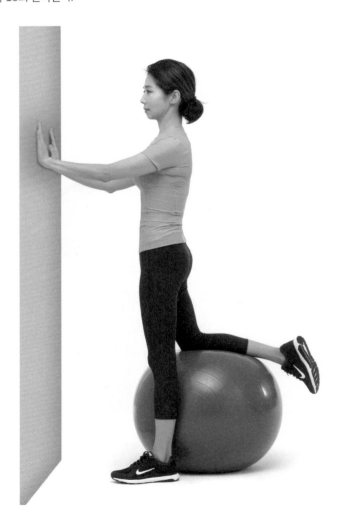

효과: 고관절 굴곡근을 이완시켜 허리 근육들을 원활하게 사용하도록 하며 허리 통증을 완화시키는 운동이다.

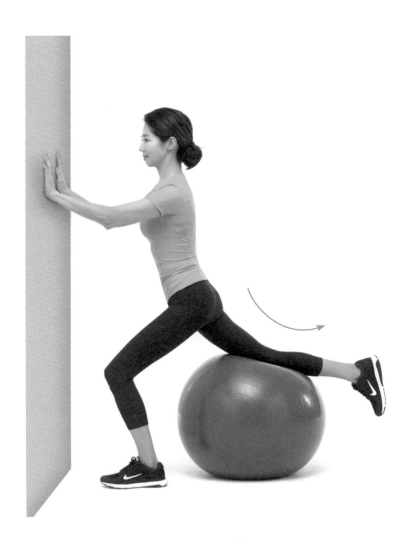

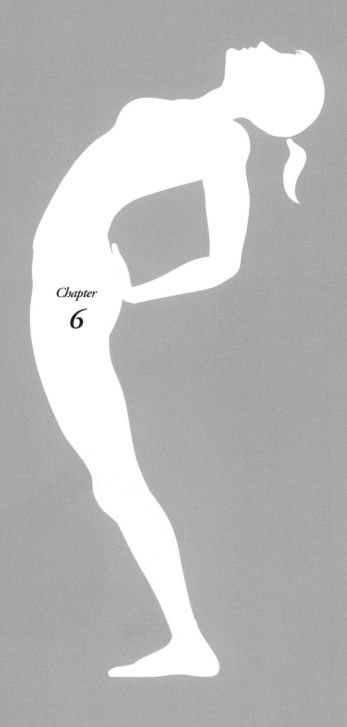

Chapter
6

수술 후 재활을 위한
통증 ZERO 홈트

01 척추측만증 수술 후 철심을 빼고 싶어요

한 환자가 다른 병원에서 수술을 받은 뒤 끝없이 이어지는 통증을 참지 못해 내원했다. 엑스레이를 보니 전형적인 척추측만증 수술 후 사진이었다. 척추를 따라 등, 허리까지 철심이 박혀 있었다.

"수술 받은 지 1년이 넘었네요. 여전히 통증이 심한가요?"

내가 묻자 그녀가 낙심한 듯한 목소리로 대답했다.

"철심 박은 것 때문인지 등부터 허리까지 너무 아파서 밤에 잠을 이룰 수가 없어요. 통증 때문에 일상생활을 하기도 힘들어요."

그러고는 나를 똑바로 바라보며 마음속 이야기를 꺼냈다.

"원장님, 저 철심 빼 버리고 싶어요. 돈은 얼마든지 드릴게요."

순간 내 가슴이 철렁하고 내려앉는 것 같았다. 환자의 간절함이 고스란히 마음으로 전해졌기 때문이다. 끝없는 통증에서 벗어날 길이 없다면 차라리 수술 전으로 돌아가는 게 나을 것 같다는 그녀의 말을 들으며, 나는 한동안 말을 잇지 못했다. 의사로서 내가 당장 할 수 있는 일은 그녀가 통증에서 벗어날 수 있도록 최선을 다하는 것뿐이었다.

하지만 뼈에 철심을 박은 환자는 다른 환자와 달리 통증 치료가 쉽지 않다. 통증을 치료하는 데 효과적인 기계들은 대부분 파장이나 열을 사용하므로 철심이 박힌 상태에서는 사용할 수 없으니 가볍게 근막을 이완시키는 치료만 가능하다. 이때 가장 효과적인 치료는 스스로 몸을 움직여 운동 치료를 받는 것이다.

"철심을 빼 버리고 싶어요."라고 말하던 그녀는 조심스럽게 운동 치료와 특수 물리 치료를 하면서 통증에서 벗어났다. 기대한 것보다 200% 효과를 거둘 수 있었던 것은 수술 1년 뒤 병원을 찾아온 그녀의 용기와 회복될 수 있다는 긍정적인 마음으로 통증을 견디며 꾸준히 운동 치료를 받은 의지 덕분이었다.

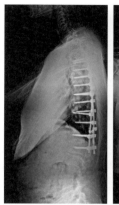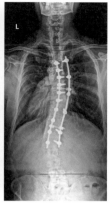

척추측만증은 주로 4단계로 나눈다. 마지막 단계인 4단계는 40도 이상의 흉추 측만에서 심폐 기능 부전이 있는 경우로 이때는 수술을 피할 수 없다. 그런데 수술 직후에는 "수술 잘 됐습니다."라는 의사의 말 한마디를 위안으로 삼으며 통증이 곧 개선될 것이라 생각하며 이를 악물고 참는다. 하지만 1년 혹은 2년의 시간이 지나도 통증이 사라지지 않으면 우울감까지 찾아온다.

따라서 수술 후에는 반드시 재활 치료를 받아야 통증이 치료되고 관절 구축도 일어나지 않는다. 구축이란, 수술 상태 그대로 굳어 유연성을 잃어버리는 것을 뜻한다. 특히 척추측만증은 재활 운동을 반드시 해야 통증이 사라진다.

"움직이면 안 된다고 하던데요."

운동의 필요성을 이야기하면 대부분의 환자들이 똑같이 하는 말이다. 그러면서 웬만해서는 움직이려 하지 않는다. 건강할 때처럼 과격한 운동을 하라는 말로 오해해서는 안 된다. 이 말은 통증으로부터 벗어날 수 있는 치료적 운동을 해야 한다는 의미임을 기억하기 바란다.

Doctor's talk

척추측만증 수술을 고려하신다면

보통 수술은 삶의 질을 높이기 위해 선택한다. 그러나 대부분의 환자들이 수술 후에도 통증이나 가동범위 감소로 삶의 질이 더욱 떨어짐을 호소한다. 대한민국 의사 선생님들의 수술 실력이 뛰어나지만 수술 후 환자들의 만족도가 높지 못한 이유는 무엇일까? 바로 수술 전과 후에 관리를 매우 소홀히 하는 우리의 관습 때문이다. 수술 후에도 통증 없이 살고 싶다면 수술 전에 어느 정도 근력을 만들어야 한다. 대개 측만증의 경우 휘어진 방향에 따라 근력이 현저히 차이가 나는데 수술 후 곧게 편 상태에서 몸을 잘못 사용하면 오히려 통증이 더욱 심해진다. 수술 후 만족스러운 삶을 원한다면 최대한 몸을 좋은 상태로 만든 후에 수술하기를 권한다.

엎드려 한 팔 한 다리 들기(슈퍼맨 자세)

방법: 1. 엎드린 자세에서 양팔을 앞으로 번갈아 뻗는다. 이때 팔과 다리를 교차해 들어 준다.

※ 이때, 골반이 좌우로 돌아가지 않도록 엉덩이에 힘을 주어 고정시킨다. 머리가 지나치게 들리지 않
도록 45도 각도로 유지한다.

2. 양 방향으로 번갈아 1회씩 반복하다가 점차 10회씩으로 횟수를 늘린다.

효과: 척추기립근을 강화시켜 주며 등 근육과 다리 뒤쪽 근육들
도 복합적으로 자극하는 효과적인 운동이다.

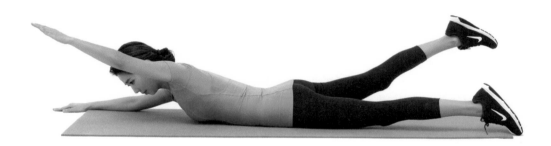

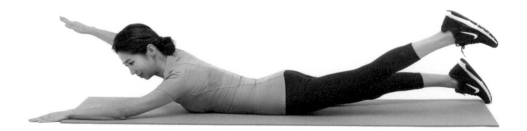

한다리 펴고 몸통 비틀기

방법: 1. 한 발은 펴고 반대편 다리는 접고 앉는다.
　　　2. 한 손은 편 다리 발끝을 잡고 나머지 손은 머리에 댄 뒤 몸통을 비틀어 근육을 늘려 준다.
　　　3. 10초씩 양쪽 번갈아 가며 10회씩 진행한다.

효과: 대개의 경우 척추측만증은 척추뼈의 휘어짐과 회전이 동반되어 있다. 이 운동은 회전 부위를 개선하고 휘어진 방향의 압력을 풀어 주는 데에 효과적이다.

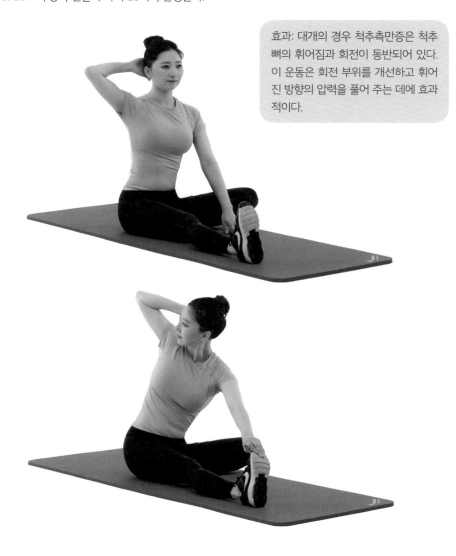

02 | 디스크 수술,
두 번 다시 하고 싶지 않아요

   30대 40대가 되면 대부분 허리 통증을 피할 수 없다. 직장 생활을 하다 보면 일주일 내내 앉아 있는 시간이 많은 데다 여성의 경우 출산과 육아 등으로 허리에 무리가 가는 경우가 많기 때문이다. 이때 병원에서 엑스레이를 찍으면 "디스크 증상이 보이네요." 내지는 "그대로 두면 디스크가 될 수 있습니다."라는 얘기를 듣곤 한다. 다행히 이 정도라면 바른 자세를 습관화하고, 허리 근력을 길러 주는 운동을 하면서 상태를 호전시킬 수 있다. 하지만 "디스크가 심합니다. 수술하셔야 합니다."라는 청천벽력 같은 소리를 들으면, 환자로서는 "수술하지 않겠습니다."라고 말하기 힘들다.

   우리 병원에 디스크 수술을 받고 나서 찾아오는 환자가 많은 것도 이 때문이다. 흔히 '디스크'라고 불리는 추간판탈출증은 척추의 뼈와 뼈 사이에서 완충 작용을 하는 연골(추간판)이 빠져나와 바깥에 있는 신경을 눌러서 생기는 여러 가지 증상을 말한다. 수술한 환자들의 엑스레이를 보면 인공 디스크를 삽입했거나 디스크에 철심을 박아 놓은 경우가 많다. 그런데 철심을 박은 부위가 제 기능을 못하게 되면서 그 위나 아래쪽에 또 다른 디스크가 생기는 게 문제다. 그래서 나는 환자들에게 늘 이렇게 이야기한다.

   "수술로 디스크를 잘라내 엑스레이나 MRI상에서 당장 보이지 않는다고 해서 문제가 해결되는 게 아닙니다. 두 번째 세 번째 디스크가 더 이상 생기지 않도록 적극적으로 운동 치료를 해야 합니다."

   그렇게 강조했음에도 불구하고 수술을 받은 뒤 또 다시 재발돼 찾아오는 환자들이 많은데, 이들에게는 한 가지 공통점이 있다. 수술받은 부위를 중심으로 위나 아래의 또 다른 디스크가 빠져나온다.

   디스크에 철심을 박은 한 환자분이 생각난다. 척추 뼈 4번과 5번 사이에 디스

이유 없이 자주 생기는 허리 통증, 심부근육을 강화해야 해요

허리 디스크는 없는데 오래 앉아 있거나 조금만 무리하면 통증이 생기는 사람들이 있다. 엑스레이에도 아무 문제가 없으니 그야말로 '허리가 약한' 사람들이다. 그런 경우에는 근력을 기르는 것밖에 답이 없다. 여기서 근력이란 겉으로 보이는 대근육이 아니라 척추뼈에 붙어 있는 심부근육이다. 코어를 강화하는 운동으로 심부근육의 힘을 길러야 한다. 드라마틱한 효과를 기대하지만, 그러한 효과는 남이 만들어 주는 것이 아니라 내가 운동을 해서 만들어야 한다는 것을 잊지 말자.

크가 빠져나와 나사못을 박은 수술을 했는데, 이번에는 골반에 통증이 생겨 내원한 것이다.

"수술을 받았는데 이제는 골반이 아파요. 두 번은 수술하고 싶지 않은데 어떻게 치료해야 할까요?"

특히 4번과 5번 척추뼈를 수술했다면 대부분 5번과 꼬리뼈 1번에 협착이 생기는데, 그러면 허리에서 다리 쪽으로 내려가는 신경이 눌려 골반 전체가 아픈 것처럼 느껴진다. 수술을 받고 재발하지 않으면 좋으련만 대부분 재발할 수밖에 없고, 환자는 힘든 치료 과정을 되풀이해야 한다. 이쯤 되면 대부분은 수술이 완벽한 치료법은 아니라는 것을 조금은 깨닫게 되니 그나마 다행이라고 해야 할까.

우리가 서 있을 때 중력의 힘에 의해 디스크가 눌리게 되는데, 척추가 근육의 지지를 받아 체중을 분산시키는 역할을 한다. 이때 척추를 옆에서 지지해 주는 힘이 근력이며, 이 근력이 많을수록 척추가 건강하다. 반대로 근력이 부족하면 수술을 받아도 문제가 해결되지 않는다. 수술한 부위 대신 위나 아래에서 그 역할을 하게 되고, 이로 인해 위나 아래의 디스크가 또 빠져나오기 때문이다.

따라서 디스크를 발견하면 대부분 수술로 치료했던 과거와 달리, 요즘에는 비수술적 치료로 증상을 호전시키는 것이 대세이다. 도수 치료, 물리 치료, 운동 치료 외에 줄기 세포 치료의 도움으로 근골격계의 문제를 해결하는 경우도 많다. "젊음을 되찾은 것 같아요."라고 말하는 이들도 많은데, 갱년기 여성이나 40대 50대 남성들은 통증에서 해방돼 두뇌 기능이나 성기능을 비롯한 몸의 모든 기능이 회복되고 사회생활에도 활력이 생기기 때문이다.

허리를 튼튼하게 만드는 운동

누워 한 다리 접어 올리고 내리기

방법: 1. 바르게 누운 상태에서 다리를 들어 무릎을 직각으로 만들어 준다.

2. 척추를 바닥에 눌러 주며 골반을 고정시킨다.

3. 직각을 유지하며 한쪽 다리씩 번갈아 가며 올렸다 내렸다 반복한다.

※ 이때, 어깨와 허리가 바닥에서 뜨지 않도록 하며 몸통이 고정 된 상태에서 진행한다.

4. 양쪽 번갈아 가며 20회 두 세트 진행한다.

> 효과: 허리를 안정시키고 다리를 이용해 복근을 자극하는 운동으로, 급성이나 만성 허리 통증이 있는 환자라면 매일 하기를 권한다.

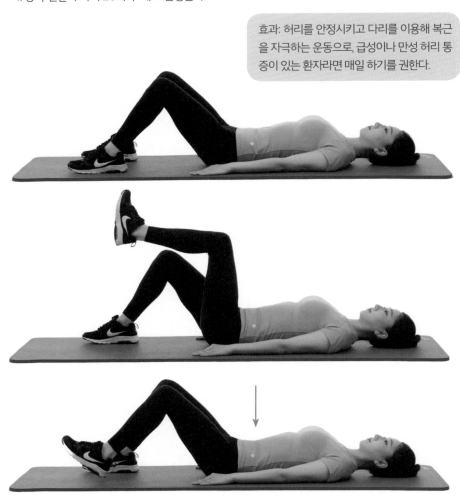

누워서 다리 당기기

방법: 1. 왼쪽 다리를 오른쪽 다리 위에 올리고 왼쪽 무릎은 살며시 내린다.

2. 두 손으로 오른쪽 다리 안쪽을 감싸 안고 숨을 내뱉으며 가슴 쪽으로 당긴다.

※ 이때, 다리를 가슴 쪽으로 당길 때 숨을 내쉬고, 날개 뼈와 꼬리뼈는 바닥에서 떨어지지 않도록 눌러 준다.

3. 양쪽 번갈아 가며 10초씩 10회 반복한다.

효과: 의자에 오랜 시간 앉아 있는 사람에게 흔히 나타나는 허리 통증의 원인이 좌골 신경통이다. 좌골 신경을 근육이 압박하면서 마치 디스크와 유사한 증상이 나타난다. 이 운동을 2~3일만 하면 거짓말처럼 통증이 사라진다. 엉덩이 근육을 늘려 주어 엉덩이 근육의 사용을 활성화시킨다.

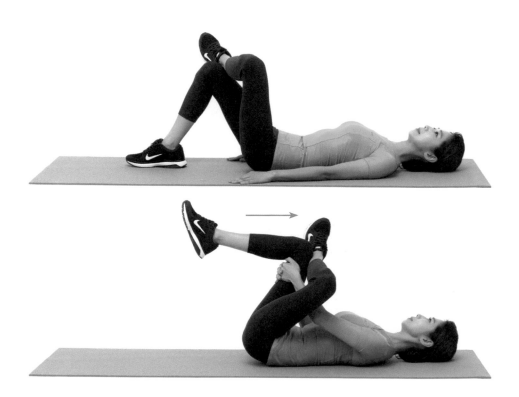

허리를 튼튼하게 만드는 운동

허리 굴곡 + 허리 펴면서 한 다리 들기

방법: 1. 바르게 의자에 앉은 상태에서 시선은 배꼽을 바라보며 등을 굽혀 준다.

　　　※ 이때, 한쪽 무릎도 더 굽혀 주려 노력한다.

　　　2. 다시 시선을 정면을 보고 허리를 펴면서 굽혀 주었던 무릎을 펴 준다.

　　　※ 이때, 발끝을 몸쪽으로 당기도록 노력하며 무릎을 펴 준다.

　　　3. 10초씩 20회 진행한다.

효과: 수술 후 근육, 근막이 강하게 수축하여 오히려 통증을 악화시킬수도 있다. 이때 허리로 가는 무게를 분산시키고 다리와 복근을 강화시켜 주면 수술 후 유연성이 회복되고 통증도 개선된다.

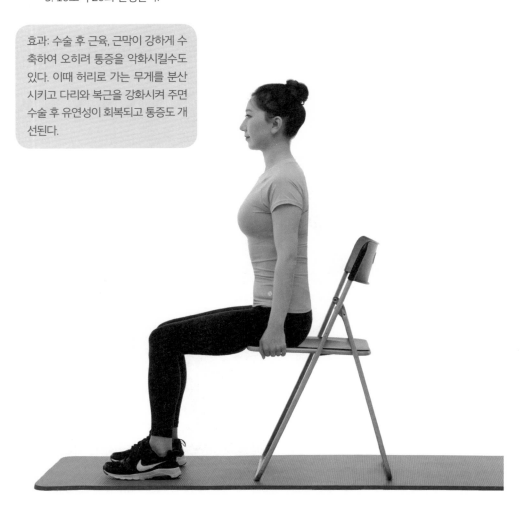

236

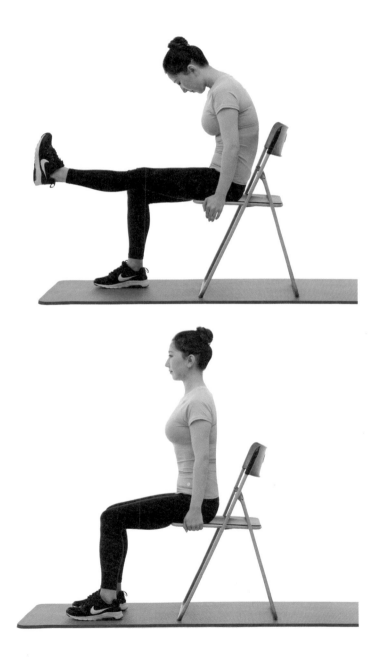

03   고관절을 수술한 뒤로 발을 디딜 수 없어요

한 번은 70대 남성 한 분이 진료를 받으러 왔다. 진료 기록부에 3개월 전 타병원에서 수술했다는 기록이 있는데, 한쪽 다리를 절뚝거리며 걸어오는 모습을 보니 아직 완전히 회복되지 않은 듯했다. 2층 난간에서 떨어져 고관절이 골절돼 수술을 받았는데, 3개월 정도 지나 걸을 수는 있게 됐지만 한쪽 다리를 절었다.

"수술한 부위에 통증이 있으신가요?"

내가 묻자 그는 "통증은 없으나 발을 내딛기 힘들다."고 답했다. 일단 검사를 해 보니, 수술한 부위가 잘 아물었고 큰 문제가 없는 상태였다.

"수술한 다리에 제대로 힘이 들어가지 않네요."

원인은 수술한 부위의 근력이 부족해졌기 때문이었다. 그래서 힘이 들어가지 않는 다리로 땅을 딛기가 무척 두려웠던 것이다. 수술 부위의 근력을 길러 주는 재활 운동 치료를 하고, 전류를 체내에 흘려보내는 패치를 붙여 근육이 단기간 내에 형성되도록 도왔다. 칼슘 채널이 열리면서 근육의 수축 이완이 일어나는데, 나이 지긋한 어른들은 근육의 수축 이완 운동을 하지 않은 지 오래 돼서 운동 자체를 힘들어한다. 따라서 패치를 붙여 본인 의지로 운동했을 때보다 8배 이상 효과를 증폭시켜 주는 것이다.

고관절 치환술의 사례를 이야기했지만, 무릎 관절 치환술을 받고 무릎을 180도 펴거나 반대로 구부리지 못하는 환자들도 많다. 앞뒤로 180도 펴지지 않는 경우는 걸음걸이가 부자연스러울 수밖에 없고, 무릎을 구부리지 못하는 경우는 때와 장소에 상관없이 언제든 한쪽 다리를 쭉 펴고 앉아야 하니 사회 활동의 폭이 점점 좁아진다.

그런데 더 안타까운 것은, 많은 환자들이 '뼈쩡다리'로 '수술했으니 좋아지겠지' 혹은 '이 정도만이라도 다행이다'라고 생각하며 참고 견디는 것이다. 심지어

재활 운동, 꼭 해야 하나요?

수술을 받은 뒤 통증에서 해방되기는커녕 오히려 통증이 사라지지 않고 무릎과 고관절이 유연하게 움직이지 않는 후유증까지 생긴다면, 삶이 얼마나 힘들까. 통증 개선을 위해서 재활 운동은 꼭 필요하다. 아울러 수술 받은 부위의 근육과 인대는 사용하지 않으면 그대로 굳어 버린다. 그러나 참 감사하게도 굳어 버린 근육이나 인대는 뼈와 달리 유연성을 지녀서 다시 늘어나기도 한다. 다만 이때는 감내해야 할 고통도 그만큼 클 수밖에 없다.

"나이도 많은데, 뭘…." 하며 자포자기한다. 재활 운동과 물리 치료를 꾸준히 하면 얼마든지 고관절 근육을 길러서 발을 자연스럽게 내디딜 수 있고, 무릎을 쫙 펴고 구부릴 수 있는데 말이다.

그런 환자들을 볼 때마다 나는 수술 후 재활 운동을 간과하면 시간이 지날수록 근육이 굳어 무릎을 펴거나 걷는 것조차 힘들어지며, 이러한 상태가 지속되면 몸의 밸런스가 깨져 또 다른 부위의 통증을 야기할 수 있다고 강조한다.

우리 몸은 보호하면 보호할수록, 쓰지 않을수록 한없이 약해진다. 수술한 부위가 잘 아물지 않을까 봐 재활 운동조차 제대로 안하면 허리를 받쳐 주는 근육이 점차 줄어들어 균형 잡힌 걸음을 걷기 힘들고 이로 인해 허리나 다리까지 통증이 생길 수 있다. 아프지 않으려고 사용하지 않다가 더 큰 아픔과 불편을 초래하는 셈이다.

그러나 재활 운동 치료를 받고 상태가 호전된 환자들은 삶의 질이 개선될 뿐 아니라 자기 자신에 대한 자존감과 자신감도 되찾는다. 그러한 자신감을 가지고 남은 인생을 더욱 값지고 건강하게 살 수 있으니 일석다조인 셈이다. 그러니 수술이 마지막 단계라고 여기지 말고, 재활 치료를 받고 집에서도 수술 전보다 더 근력을 강화시키는 운동을 하면 남녀노소 가리지 않고 우리 몸은 더욱 건강해질 수 있다.

앉아 있다 일어나기

방법: 1. 의자에 앉아 상체를 세워 준다.

2. 엉덩이를 의자에서 들어 주며 상체를 앞으로 체중 이동한다.

3. 10초씩 20회 진행한다.

※ 이때, 무릎이 발끝보다 나가지 않도록 주의한다.

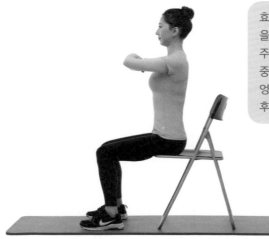

효과: 무릎 고관절 수술 후에는 체중을 버텨 낼 수 있는 힘을 기르기 위해 주변 부위 근력을 만드는 것이 매우 중요하다. 안정성 있는 의자에서 살짝 엉덩이를 올렸다 내리는 동작은 수술 후 근력과 밸런스 트레이닝에 좋다.

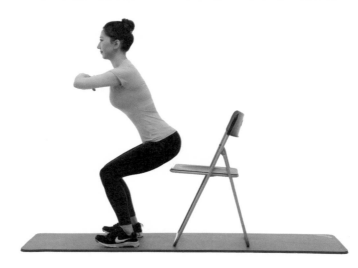

햄스트링 그룹 스트레칭

방법: 1. 바르게 누워 밴드를 발에 감아올린다.
      2. 발을 안쪽으로 당겨 늘려 준다.
      3. 10초씩 양쪽 10회 진행하며, 이때 골반이 들리지 않도록 주의한다.

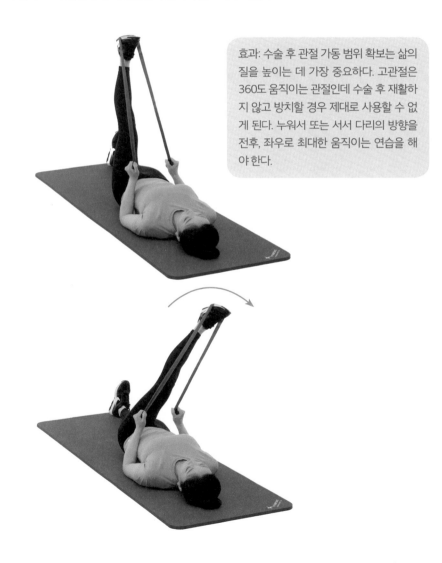

효과: 수술 후 관절 가동 범위 확보는 삶의 질을 높이는 데 가장 중요하다. 고관절은 360도 움직이는 관절인데 수술 후 재활하지 않고 방치할 경우 제대로 사용할 수 없게 된다. 누워서 또는 서서 다리의 방향을 전후, 좌우로 최대한 움직이는 연습을 해야 한다.

의자 잡고 무릎 접어 백 킥

방법: 1. 11자로 선 상태에서 벽을 짚거나 의자를 잡고 중심을 잡을 수 있게 기대어 잡아 준다.

2. 상체를 숙이며 수술한 다리를 90도 접은 상태에서 뒤쪽 위로 천천히 올려 준다.

※ 이때, 허리가 과도하게 꺾이지 않고 골반이 틀어지지 않도록 주의하며 올려 준다.

3. 15회씩 두 세트 진행한다.

효과: 엉덩이 근육을 이용해 고관절 가동 범위를 늘려 줌과 동시에 복근, 고관절, 허벅지로 연결된 근육을 자극해 보행이 편안하게 도와준다.

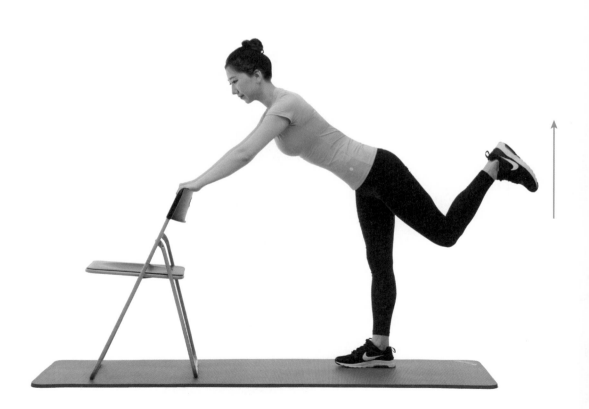

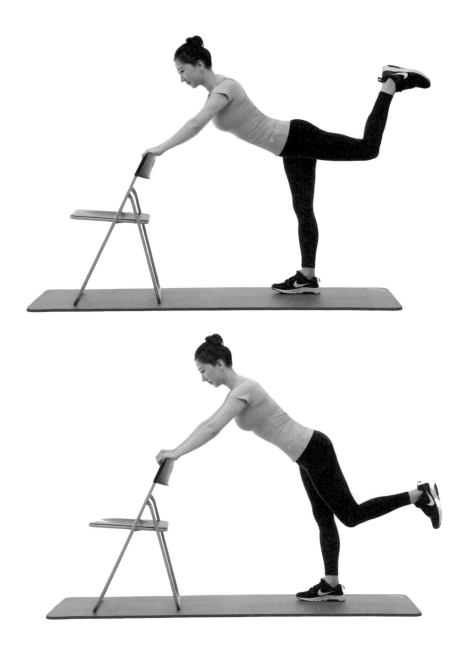

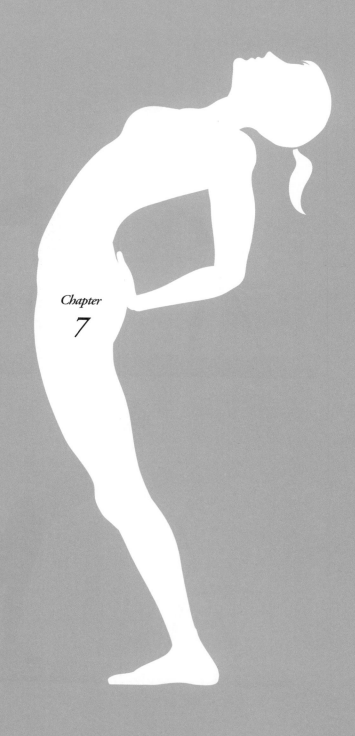

Chapter

7

생활 습관과 질병으로 인한
통증 ZERO 홈트

01 ⟩ 회장님의 허리 통증, 원인은 골프

"똑똑! 원장님, 들어가도 될까요?"

날씨도 화창한 어느 날, 말쑥하게 정장을 차려 입은 중년의 신사 한 분이 진료실에 들어왔다. 정중하게 인사를 하며 빙그레 웃던 그는, 알고 보니 이름만 대면 알 만한 대기업 회장님이셨다. 대기업 회장님이든 초등학생이든 내게는 모두 똑같이 관심을 기울여야 할 환자임에 틀림없지만, 허리를 굽혀 인사하는 머리 희끗한 회장님 모습에 나도 벌떡 일어나 인사했던 기억이 난다.

그가 병원을 찾은 이유는 허리 통증 때문이었다. 비즈니스를 위해 젊어서부터 골프를 쳤는데, 그 덕에 몸이 한쪽 방향으로 틀어져 통증을 유발한 것이다.

"골프를 즐기시다 보니 허리가 휘고 골반이 틀어져서 통증이 생기는 것입니다."라고 내가 말하자 그는 "통증도 통증이지만, 그렇지 않아도 비거리가 잘 안 나오고 자꾸 오비(Out of Boundary, 일종의 벌칙 구역으로 공이 날아가는 것)가 나서 속상해요."라고 말했다. 바쁜 일정 탓에 한 번씩 병원에 오는 것도 쉽지 않았지만, 결국 그는 어려운 결정을 내렸다. 골프를 잠시 쉬고 바쁜 일정 중에도 열심히 치료를 받겠노라 약속한 것이다. 그렇게 꾸준히 노력한 덕분에 예상대로 몸의 정렬 상태가 바로잡혔다.

"원장님, 요즘은 비거리도 잘 나오고 오비도 안 나니 골프 칠 만하네요. 고마워요."

65세의 나이에도 55세처럼, 아니 45세 못지않은 젊음을 유지하는 회장님. 이미 틀어진 몸의 정렬을 잡는 데 조금 시간이 걸렸던 만큼, 다시 틀어지지 않도록 지금도 일주일에 한 번씩 내원해 운동 치료를 받고 있다.

회장님 외에도 골프로 인해 통증을 호소하는 환자들을 엑스레이 촬영하면, 90% 이상은 골반 균형이 틀어져 있다. 골프 스윙 시 한쪽 방향으로 회전하는 힘

'테니스 엘보'나 '골프 엘보'가 잘 낫지 않는 이유는?

염증은 한 부위에만 있지만 연결된 근육, 즉 손목의 주상골 전체를 치료하지 않으면 재발될 확률이 높다. 또한 엘보에서 어깨까지 연결되는 이완 수축 근육들도 움직임을 제한해 왔던 탓에 견관절 앞쪽으로 수축돼 있는 상태다. 따라서 손목부터 어깨까지 팔 전체를 치료해야 한다. 이때 충격파나 고주차 치료, DNA 주사 치료로 손상된 부위를 회복시킨다. 그 후에는 반드시 재활 운동을 통해 근육이 제 기능을 찾도록 해야만 재발하지 않는다는 사실을 명심하자.

이 매우 강한 탓이다. 그래서 골프를 하다 보면 허리나 엘보 즉 팔꿈치만 아플 거라 생각하지만, 몸 전체의 균형이 점점 틀어지면서 무릎, 팔꿈치, 어깨, 허리 순으로 통증이 나타난다. 다른 부위는 다 괜찮은데 팔꿈치만 아프다거나 허리만 아픈 경우는 극히 드물다. 한쪽이 틀어지면 연결된 부분이 차례대로 문제가 생기고 통증이 발생할 수밖에 없다.

이런 이유로 골프를 업으로 삼고 있는 프로 골퍼들은 몸 관리에 매우 철저할 수밖에 없다. 우리 병원에서 프로 골프팀을 치료한 적이 있는데, 프로답게 그들은 도수 치료와 PT 등으로 꾸준히 몸 관리를 해 왔고, 경기 전후에 반드시 몸의 밸런스를 유지하기에 힘쓴다. 이와 더불어 우리 병원에서 코어 근육을 단단하게 하고 몸의 균형을 잡는 운동과, 과하게 사용한 근육이나 인대의 긴장을 풀어 주는 치료를 병행했다. 그 결과 한결같이 "비거리가 향상됐다."라고 말했다. 몸의 정렬 상태가 바로잡혀 보다 정확한 샷을 날릴 수 있게 됐기 때문이다.

골프 때문에 몸이 틀어져 통증 치료를 받는 환자들 중에는 "원장님이 은인입니다."라고 말하는 사람들이 무척 많다. 통증이 사라진 것은 물론이고 다시 활력 있게 골프도 칠 수 있게 됐으니 치료 효과를 톡톡히 본 셈이기 때문이다.

엉덩이 들어 올리기

방법: 1. 누운 상태에서 무릎을 세운 뒤 양발을 골반 너비로 벌린다.

2. 손바닥으로 바닥을 눌러 주어 상체를 고정시킨다.

3. 발뒤꿈치로 바닥을 누르며 엉덩이를 조이며 천천히 위로 들어올린다.

4. 들어 올린 상태를 10초 동안 유지한 뒤 등-허리-엉덩이 순으로 천천히 내려온다.

※ 이때, 허리가 지나치게 꺾이지 않도록 주의한다.

5. 10초씩 20회 반복한다.

효과: 골반의 안정성을 높이고 엉덩이와 허벅지 뒤쪽 근육을 강화시키는 운동이다.

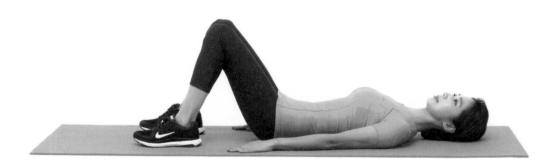

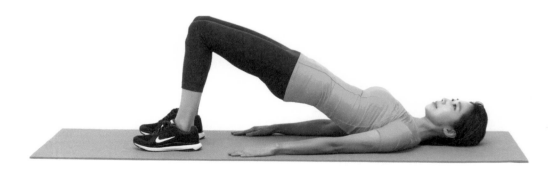

팔 다리 교차해 들기

방법: 1. 매트 위에서 기어가는 자세를 만들어 준다.

2. 팔과 다리를 교차해 들어 준다.

※ 이때, 골반이 한쪽으로 기울어지지 않도록 하며, 복부와 엉덩이에 힘을 주어 허리가 아래쪽으로 꺾이지 않도록 한다.

3. 양쪽 번갈아 가며 10초씩 10회 반복한다.

효과: 매일 좌우 교차하며 10초 이상 유지, 10회 이상 하면 튼튼한 척추를 만들 수 있다. 또 몸의 탁월한 균형 감각이 생긴다. 척추를 강화시키고 골반 균형을 잡아 주는 운동이다.

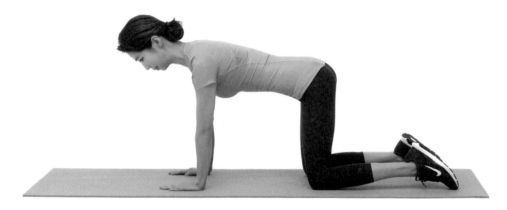

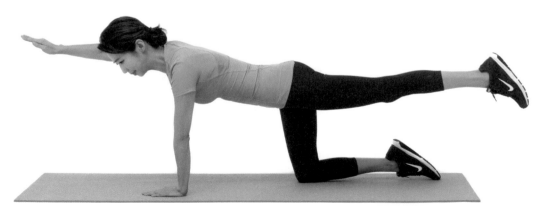

허리를 튼튼하게 만드는 운동

허리 늘이기

방법: 1. 네발 기기 자세로 만들어 준다.

2. 손바닥으로 바닥을 밀듯이 엉덩이를 뒤로 밀어 준다.

※ 이때, 어깨에 힘이 들어가지 않고 허리가 꺾이지 않도록 주의한다.

3. 10초씩 20회 진행한다.

효과: 골반과 연결된 허리 근육을 이완시켜 허리 통증을 개선한다.

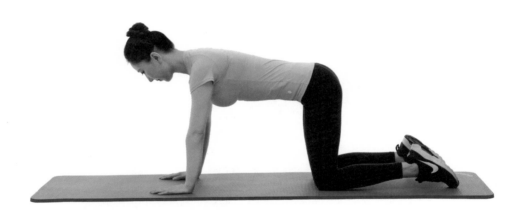

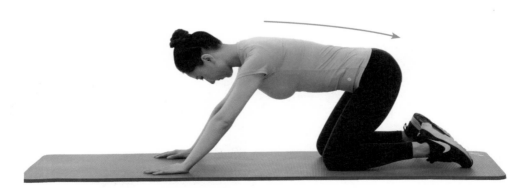

누워 한 다리 접어 올리고 내리기

방법: 1. 바르게 누운 상태에서 다리를 들어 무릎을 직각으로 만들어 준다.

2. 척추를 바닥에 눌러 주며 골반을 고정시킨다.

3. 직각을 유지하며 한쪽 다리씩 번갈아 가며 올렸다 내렸다 반복한다.

※ 이때, 어깨와 허리가 바닥에서 뜨지 않도록 하며 몸통이 고정 된 상태에서 진행한다.

4. 양쪽 번갈아 가며 20회 두 세트 진행한다.

> 효과: 골반의 안정화와 복부 강화에 도움을 준다.

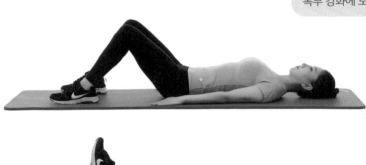

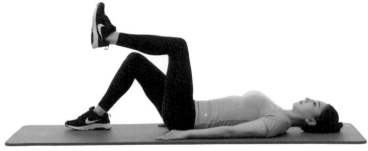

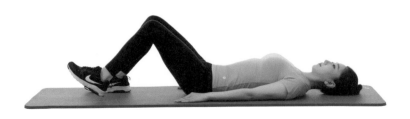

02 골드미스 그녀가 잠자는 동안 일어나는 일

환자들은 자기 이야기를 쉽게 털어놓지 않는다. "어디가 아파서 오셨어?"라고 물으면 "목이 좀 아프네요."라고만 짤막하게 얘기할 뿐이다. 그때부터 나의 취조(?)가 시작된다.

"언제부터 아프셨어요?"

"글쎄요. 한두 달? 아니 1년? 잘 모르겠네요."

"다른 아픈 데는 없으시고요?"

"허리요. 허리가 조금 아프다 말다 하네요."

이런 식으로 하나하나 아픈 곳을 추적해 들어가며 원인을 찾아간다. 우리 몸은 하나로 연결되어 있어서 어딘가 한 곳이 아프다고 해서 그곳만 치료해서는 안 된다. 통증의 원인이 다른 곳에 있을 수도 있기 때문이다.

외국계 증권사 임원인 그녀도 마찬가지였다. 킥복싱이며 웨이트 트레이닝 등 안해 본 운동이 없을 만큼 자기 관리에 열심이었지만, 과로 때문에 목과 어깨 통증이 생겨 나를 찾아왔다. 통증의 원인은 일자목으로, C자형으로 자연스러운 커브를 이루고 있어야 할 경추가 일자 모양으로 세워져 있었다. 그런데 인바디 체성분 검사를 해 보니 체질량지수(BMI)가 표준 범위(11.2~17.9)를 훨씬 웃돌았다.

곧바로 일자목 치료와 더불어 hCG 호르몬을 이용한 비만 치료에 돌입했다. hCG 호르몬이란 임신한 산모의 몸속에서 자연스럽게 생성되는데, 태반을 통한 영양 공급이 원활하지 않을 때 체지방을 에너지원으로 바꿔 태아에게 영양소를 공급하는 역할을 한다. hCG 호르몬 요법으로 비만 치료를 하면 대부분은 한 달에 6킬로그램 정도의 감량이 이루어진다.

그런데 그녀는 뜻밖의 결과가 나왔다. 체지방률이 개선되지 않았는데, 방치하면 고지혈증과 당뇨, 고혈압 등 대사 질환을 유발할 가능성이 컸다. 나는 그녀와

수면 장애,
우습게 알면 큰코다친다

"잠 좀 못 잔다고 뭔 일 생기겠어."라고 생각하는 순간, 우리 몸의 건강에 빨간 불이 켜진다. 우리 몸에는 빛을 기준 삼아 움직이는 생체 시계가 있다. 아침이 되면 세로토닌이 분비되고 밤이 되면 뇌의 시상하부에 있는 송과선에서 멜라토닌을 분비한다. 잠을 자라는 신호를 보내 몸의 생체 시계가 규칙적으로 움직이게 하는 것이다. 그런데 만약 밤에 인공조명 아래서 일하는 시간이 많으면 멜라토닌이 원활히 분비되지 않고 불면증으로 이어지며 생체 시계가 고장 나면서 몸 여기저기에서 문제가 발생한다.

심층 인터뷰 시간을 가졌고 꼬리에 꼬리를 물며 원인을 찾아갔다. 결과적으로 그녀에게는 비만만큼이나 건강을 위협하는 큰 문제가 있었는데, 다름 아닌 불면증이었다.

외국계 증권사에서 일하다 보니 자정이 넘어서 본격적으로 일을 하고 밤을 꼬박 새는 날도 많았다. 새벽녘에야 비로소 수면 보조제를 먹고 2~3시간가량 눈을 붙인 뒤 출근하는 일상이 반복됐다. 그러면서도 불면증을 심각하게 받아들이지 않은 것이다.

"밤에 6시간 정도 충분한 수면을 취하셔야만 합니다."라고 거듭 강조해 말했지만, 그녀의 대답은 한결같았다.

"저는 하루 2~3시간만 자고도 저절로 눈이 떠지는 걸요."

불면증을 치료할 수 없다면 내가 할 수 있는 일은 하나뿐. 그녀가 치료받는 1시간 동안만이라도 숙면을 취하도록 해 주는 것이었다. 그녀는 치료받는 동안 닥터샌드(일자목 개선 기구)를 목에 대고 그야말로 '꿀잠 모드'에 빠져들었고, 깨울 수 없을 정도로 숙면을 취하고 나서는 "이런 몸 상태는 몇 년 만에 처음."이라며 감탄을 연발했다. 그 때문인지 체중이 감소하기 시작했고, 한결 가뿐해진 몸 상태로 치료를 마무리할 수 있었다.

바쁜 일상 탓에 현대인들이 흔히 잊는 사실이 하나 있다. 우리 몸이 자연의 이치에 따라 움직인다는 사실이다. 해가 뜨고 날이 밝아오면 뇌에서 세로토닌이라는 신경전달물질이 분비되어 우리 몸의 스위치를 켜서 활동하게 하고, 반대로 밤이 되면 멜라토닌이라는 신경전달물질이 분비되어 우리 몸의 스위치를 끄고 잠이 들게 한다. 그런데 밤낮이 바뀐 생활을 하다 보면, 신체 리듬이 깨지고 몸의 여러 부위에 문제가 생길 수밖에 없다.

발끝 세워 엉덩이 들어 올리기

방법: 1. 두 팔을 쭉 뻗고 무릎을 편 상태로 엎드린다.

2. 엉덩이를 위로 들어 올려 상체를 길게 늘려 주며, 뒤꿈치를 들었다 5초 뒤 제자리로 내린다.

※ 이때, 등이나 무릎이 구부러지지 않도록, 편 상태를 유지하려 노력한다.

3. 5초씩 10회를 두 번 반복한다.

효과: 잠자기 전에 이 동작을 하면 짧아진 근육이 이완되고 혈액 순환이 좋아져 목, 어깨, 등, 허리, 다리 등 모두 편안하게 만들어 숙면을 유도할 수 있다.

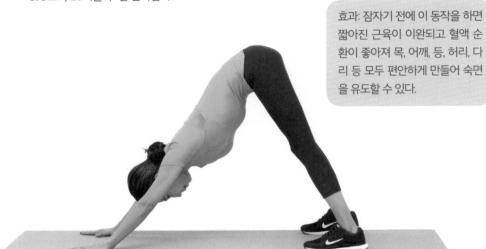

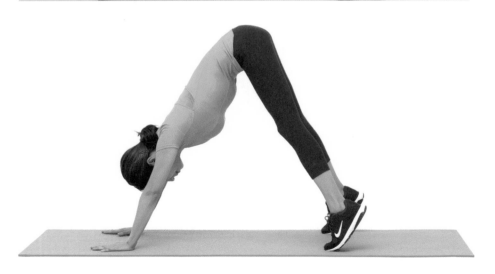

다리로 짐볼 들어 올렸다 내리기

방법: 1. 짐볼을 양발 사이에 끼고 다리가 바닥과 90도 각도가 되도록 들어 올린다.

2. 허리로 바닥을 누르면서 다리를 45도 각도까지 내려 5초간 지탱한다.

※ 이때, 허리가 뜨지 않도록 하며 양팔로 상체를 고정시켜 준다.

3. 5초씩 15회 반복한다.

효과: 다리-엉덩이-허리-복부-어깨까지 심부근육을 모두 사용할 수 있는 운동이다. 허벅지 안쪽 근육은 물론, 골반기저근을 비롯한 하복부 근육들을 단련시키는 전신 탄력 강화 운동이다.

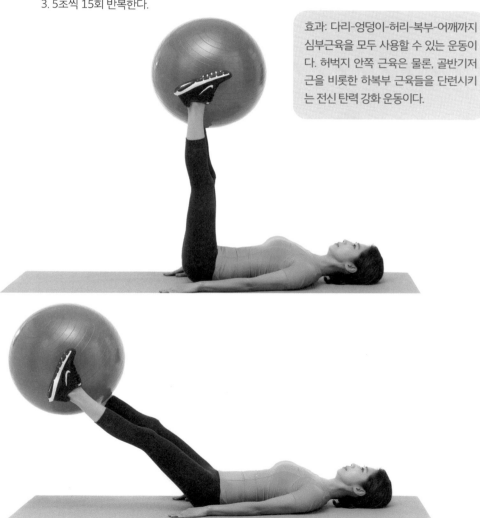

체중 감량에 좋은 운동

사이드 스텝 스쿼트(스쿼트 하면서 좌우 한 발씩 옮기기)

방법: 1. 제자리에 서서 준비한다.

2. 양 옆으로 이동하면서 무릎이 앞으로 과도하게 나오지 않도록 90도로 앉는다.

3. 제자리로 오고 다음 발 옆으로 이동하며 좌우로 한발씩 움직이면서 앉았다 일어섰다를 반복한다.

4. 양쪽 번갈아서 20회 진행한다.

효과: 허벅지 대퇴사두근 사용으로 허리 통증을 예방할 수 있기에 하루 종일 앉아 있는 분이라면 아침마다 하길 권한다.

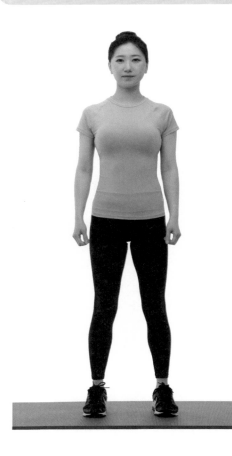
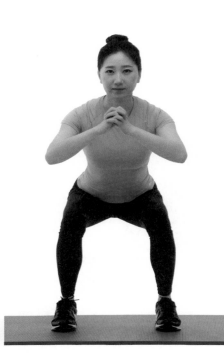

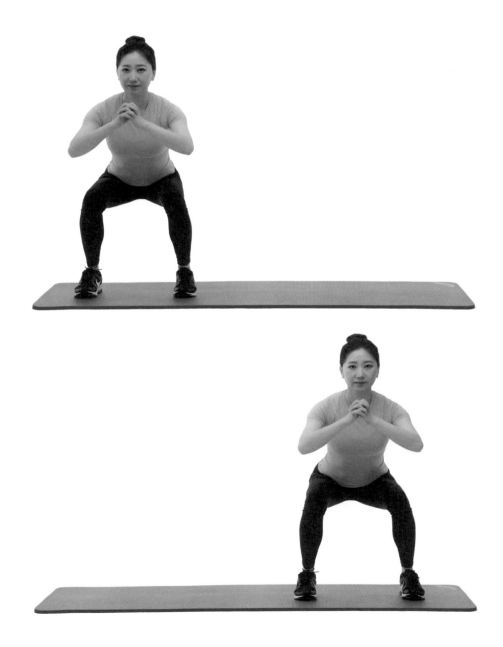

체중 감량에 좋은 운동

몸통 비틀며 무릎 올리기

방법: 1. 제자리에 서서 양팔은 머리 뒤에 살짝 얹는다.
　　　2. 오른쪽 무릎을 직각으로 들면서 몸통을 오른쪽으로 비튼다.
　　　3. 다시 제자리에 온 후 왼쪽도 같이 실시한다.

효과: 몸통을 회전시키면서 등근육과 복근을 동시에 사용하고 무릎을 90도로 올린 상태를 유지하면서 복근, 다리 근육을 강화해 밸런스를 향상시킨다.

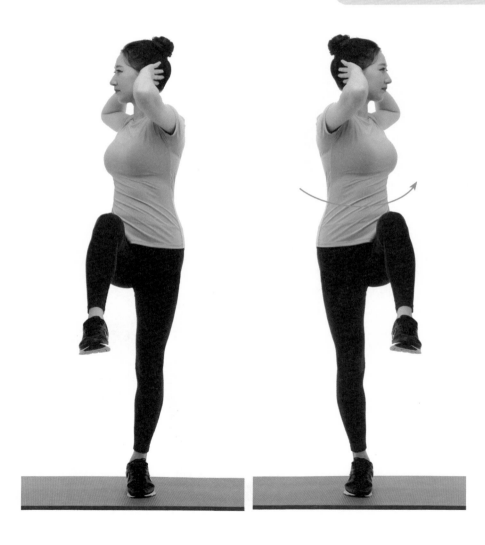

몸통 다리 함께 올리기

방법: 1. 바르게 하늘을 보고 눕는다.
2. 팔을 머리 위로 뻗어 두 손을 포갠다.
3. 양발은 무릎 접어 놓고 상체를 접어 올리면서 한쪽 다리를 편다.

효과: 허리를 지지하는 가장 중요한 근육은 복근이다. 복직근과 복횡근을 동시에 사용해 등 근육까지 자극하는 매우 좋은 운동이다.

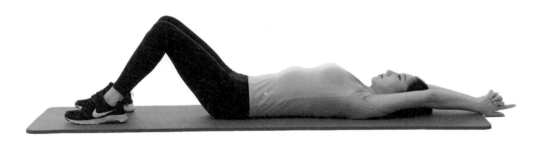

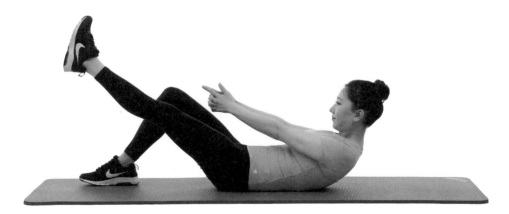

03 〈 어깨도 아프고 마음도 힘들어요

　얌전한 외모에 목소리도 차분한 그녀가 진료실에 찾아온 건 어깨가 아파서였다. 나는 진료 기록지를 보고 잠시 당황했다. 분명 나이는 50대인데, 열 살은 더 나이 들어 보이는 외모 탓이었다. 게다가 오랜 통증에 시달렸던 탓인지 얼굴에 웃음기라곤 보이지 않았다.

　"옆으로 누워 잘 수가 없으니 자다가도 통증 때문에 깨기 일쑤고, 낮에 운전을 할 때도 통증 탓에 핸들을 돌리기도 힘들어요."

　"그동안 치료 받은 적 있으신가요?"

　"병원은 물론이고 한의원도 가서 치료받았지만 그때뿐이고 다시 통증이 찾아오더라고요."

　그녀의 진단명은 어깨 충돌 증후군. 중년의 나이가 되면 어깨 통증이 흔하게 발병하는데, 회전 근개 파열, 오십견, 석회성 건염, 어깨 충돌 증후군 등이 대표적이다. 그중에서도 어깨 충돌 증후군은 만나지 말아야 하는 뼈와 근육이 만나면서 신경을 눌러 통증이 생기는 증상을 말한다. 어깨 관절은 해부학적으로 보면 아주 복잡한 부위로 목뼈와 쇄골, 그리고 팔뼈와 날개 뼈가 만나 이루어진다. 앞쪽으로만 제한해서 사용하다 보니 움직이는 근육만 발달하는 데다 간헐적으로 무리가 가해지면서 근육과 인대, 뼈의 위치가 틀어져서 통증이 발생하는 것이다. 어깨가 아닌 팔뚝이 아픈 듯해서 그냥 넘어가는 사람도 많은데, 치료하지 않으면 회전 근개 손상으로까지 이어질 수 있다.

　따라서 그녀는 손상된 근육과 인대, 근막을 재생하는 치료를 하고, 어깨를 싸고 있는 앞쪽, 뒤쪽, 위쪽 근육을 제자리에 가도록 재활 치료했다. 이러한 경우에는 지나치게 많이 사용된 다른 부위에 문제가 생기지 않도록 운동 치료를 꾸준히 하는 것이 무엇보다 중요하다.

Doctor's talk

스트레스 때문에
몸이 아플 수 있을까?

의대 본과에 진학하면 몸(Somato)
이 마음(psychic)을 아프게 하고, 마음
(psycho)이 몸(somatic)을 아프게 한다
고 배운다. 우리나라 사람들에게만 있
는 '화병'도 스트레스가 지나칠 때 생긴
다. 화병은 자율신경계에 이상을 초래하
는데 특히 교감신경이 흥분되면서 뇌와
심장, 근육에 혈액이 집중되는 것이다.
긴장하면 심장 박동이 빨라지고 혈관이
수축하므로 근육에 힘이 들어가는 것도
이 때문이다.

내 예상대로 재생 치료와 운동 치료를 받으며 그녀를 괴롭히던 어깨 통증은 점차 사라졌다. 그런데 이상한 일이 벌어졌다. 분명히 어깨 충돌 증후군 치료를 다 받고 통증이 사라졌다고 좋아하던 그녀가 뜻밖에도 병원에 다시 온 것이다. 충격파 검사 결과 통증이 나타나지 않는데도 불구하고 어깨 통증을 호소했다.

나는 그녀에게 또 다른 문제가 있음을 눈치 챘다. 마음의 문제로 이른바 '화병'이었다. 의대생들은 본과에 들어가자마자 '몸에 문제가 생기면 마음에 문제가 생기고, 마음에 문제가 생기면 몸에 문제가 생긴다(Psycho-Somatic, Somato-Psychic problem)'고 배운다. 하지만 막상 환자를 진료하다 보면 겉으로 나타나는 환자의 증상에만 관심을 기울이게 된다. 이럴 때는 그 아픔을 인정해 주면 치료 효과가 나타난다.

수많은 환자를 만나다 보면 '몸에 문제가 생기면 마음에 문제가 생기고, 마음에 문제가 생기면 몸에 문제가 생긴다'는 말을 실감할 때가 참 많다. 알고 보니 그녀는 정치인의 아내였고, 남편은 청렴결백을 중시하는 사람이라 아내 홀로 짊어져야 할 짐이 너무 무거웠다. 속사정을 모르는 사람들은 가사 서비스 도우미의 도움을 받는다고 생각했지만, 육아와 집안일이 다 그녀 몫이었다. 게다가 지역구에 행사가 있으면 새벽부터 음식을 준비해서 차에 실어 멀리 지방까지 배달해야 했다. 정치인 남편을 보이지 않게 뒷바라지하느라 육체적으로 힘든 데다 마음에 풀지 못한 화가 차곡차곡 쌓여 갔지만 몸과 마음을 돌볼 겨를조차 없었다.

그 후 내가 한 일은 누구에게도 말하기 힘들었던 그간의 이야기를 진심으로 귀 기울여 들어준 것뿐이다.

팔과 어깨 통증 해소 운동

수건 잡아당기기

방법: 1. 골반 너비로 선 상태에서 수건을 잡아 준다.

2. 수건을 어깨 높이로 들어올려 팔꿈치를 굽혀 수건을 양 옆으로 당겨 준다.

※ 이때, 양쪽 날개 뼈를 모아 주면서 어깨가 올라가지 않도록 주의하며 진행한다.(어깨에 힘이 들어가지 않도록 주의)

3. 10초씩 멈춘 상태를 유지하고 다시 진행하기를 20회 반복한다.

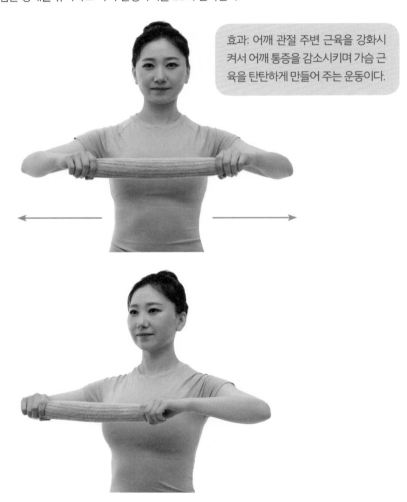

효과: 어깨 관절 주변 근육을 강화시켜서 어깨 통증을 감소시키며 가슴 근육을 탄탄하게 만들어 주는 운동이다.

어깨 관절 회전 운동

방법: 1. 골반 너비로 선 상태에서 팔을 90도로 접어 수평을 맞춘다.
2. 팔꿈치를 고정하려고 노력하며 손의 위치를 아래로 내려 준다.
※ 이때, 어깨가 들리지 않도록 주의하며 진행한다.

효과: 어깨 관절 유연성을 회복한다. 어깨 수술 후 재활 혹은 오십견에 좋은 운동이다.

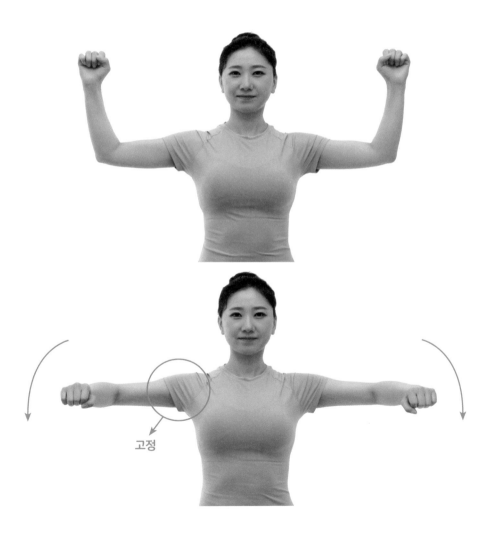

고정

팔과 어깨 통증 해소 운동

밴드 잡아당기기 (복부에 힘주어 밴드 저항성 버티기)

방법: 1. 복부와 다리에 힘을 주고 양손으로 밴드를 잡고 선다.
      2. 밴드를 문고리에 걸어 정면을 바라보고 양손으로 밴드를
        잡아당긴다.
      3. 10초씩 20회 진행한다.
      ※ 이때, 몸이 흔들리지 않도록 복부에 힘을 준다.

효과: 어깨 관절을 안정화시킬 뿐 아니라 복근, 다리 근육을 이용하여 몸 전체를 흔들리지 않게 유지하면 심부근육까지 단련된다.

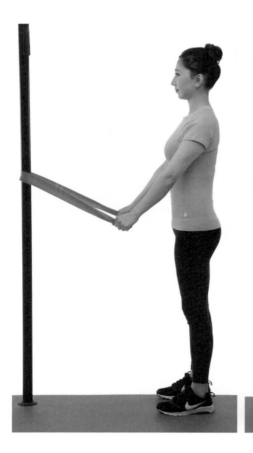
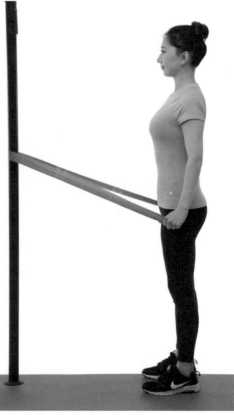

어깨 외회전 근육 강화하기

방법: 1. 정면을 바라보고 서서 팔꿈치를 90도 각도로 만들어 옆구리에 고정시킨다.
2. 어깨를 아래로 내리면서 손을 바깥쪽으로 밀어 준다. 이때 팔꿈치가 뒤로 빠지지 않도록 옆구리에 고정시킨다.
3. 밴드는 잡는 길이에 따라 강도 조절이 가능하며 10초씩 15회 반복한다.

효과: 견갑골의 안정성을 높이고 구부정한 등을 펼 수 있도록 도와 준다.

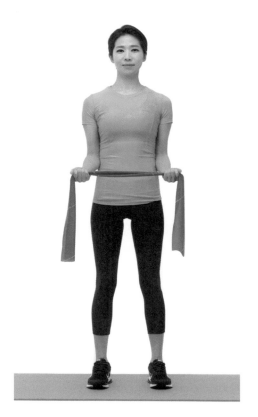
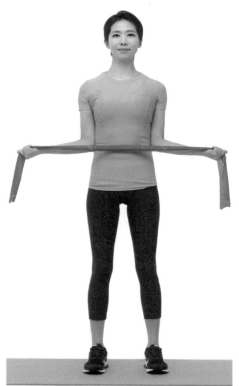

04 ⟨ 운동만으로 치료가 된다고요?

한 번은 인도네시아에서 선교사로 활동하는 한 부부가 병원에 찾아왔다. 해외 선교사들 중에는 열악한 현지 의료 환경과 밤낮 없이 바쁜 일정 탓에 아픈 부위가 있어도 제대로 치료받지 못해 병을 키우는 경우가 많다. 선교사님은 목과 허리에 디스크가 생겨서 통증이 심했고 부인은 손가락 관절염으로 손이 퉁퉁 부어 있었다.

"손가락이 많이 부어 있네요." 하고 말하니 부인은 "늘 교회와 학교에서 피아노를 연주하고 아이들에게도 피아노를 가르치다 보니 아프고 퉁퉁 붓네요. 그냥 그러려니 하고 살고 있어요."라고 답했다.

손가락이 퉁퉁 붓는 경우, 대체로 류머티즘을 의심하는데, 완전히 치료하기 힘들고 그때그때 대증적 치료만 할 수 없다. 그런데 혈액 검사 결과, 다행히 류머티즘은 아니었다. 치료할 수 있다는 생각에 나는 속으로 기뻐하며 안도의 한숨을 내쉬었다.

그런데 문제는 치료 일정이 너무 빠듯하다는 것. 그들은 바쁜 일정을 쪼개 귀국한 탓에 병원 치료를 받을 수 있는 날이 단 일주일뿐이었다. 현지에서도 복용할 수 있도록 약을 한 보따리 처방해야 할지 고민하다가 결국 일주일 동안 딱 세 번이라도 도수 치료, 물리 치료와 운동 치료를 받도록 했다.

"이 몸으로 계속 일을 하셔야 하니 운동을 열심히 해서 몸 상태를 개선해 나가셔야 합니다."

내가 말하자 선교사님이 눈을 동그랗게 뜨며 물었다.

"운동만으로 좋아질 수 있다고요?"

"물론이죠."

사실 급성 디스크가 아니라면, 일반적으로 디스크로 인한 목과 허리 통증은

일자목으로 시작해 허리까지 아픈 '플랫백 신드롬'

'목은 목, 허리는 허리지'라고 나누어 생각하는 것은 금물이다. 척추는 맨 위 7개가 경추, 가운데 12개가 흉추, 마지막 5개가 요추라고 이름만 달리 붙여졌을 뿐, 하나로 연결돼 있다. 따라서 경추 뼈의 커브가 사라지고 일자 형태가 되면 흉추 뼈는 앞쪽으로 더 휘어지거나 반대로 평평해진다. 허리나 꼬리뼈의 통증이 심해지고, 허리 디스크가 생기는데 이를 '플랫백 신드롬'이라고 한다. 그래서 목 디스크가 생기면 척추 전체를 함께 치료해서 허리 디스크를 예방해야 한다.

한 달 내내 누워만 있어도 호전된다. 하지만 어느 누가 그렇게 누워서만 살 수 있겠는가. 게다가 한 달 뒤 자리를 털고 일어나 일상생활을 시작하면 통증이 다시 찾아오니 문제다. 그래서 나는 운동으로 디스크가 재발되지 않는 몸을 만드는 게 가장 중요하다고 강조한다.

나는 목과 허리 디스크로 고생하는 선교사님께 효과적인 운동을 가르쳐 드렸다. 그리고 부인은 검사 당일, 곧바로 레이저와 충격파 치료를 받게 했다.

3일 뒤, 부인에게 상태를 묻자 그녀가 손을 내보이며 밝은 얼굴로 대답했다.

"단 한 번 치료를 받은 것뿐인데 전보다 훨씬 통증이 덜하네요. 이제 치료 안 받아도 될 것 같아요."

"정말 괜찮으세요?"하고 내가 걱정스레 묻자 그녀는 고개를 끄덕였다.

마지막 진료 날에는 선교사님께 인도네시아에 돌아가서도 도수 치료와 운동 치료를 꾸준히 해야 한다고 강조했다. 그리고 한 가지 더. 학교를 짓고 아이들을 가르치는 일을 하는 부부를 위해 《운동화 신은 뇌》라는 책을 선물했다. 운동이 아이들의 학습 능력을 높인다는 내용을 담고 있는 책이다.

인도네시아로 돌아간 뒤 소식이 궁금하던 차에 선교사님 부부로부터 장문의 문자 메시지를 받았다. 선교사님의 허리 통증과 부인의 손가락 관절염이 많이 호전된 것은 물론이고, 가르쳐 드린 운동 치료가 현지 사람들에게 큰 호응을 얻고 있다고 했다. 아울러 아이들의 건강과 학습의 효율성을 높이기 위해 학교에서 운동 시간을 만들었다고 덧붙였다. 나는 운동 치료를 전파하는 그들의 활약에 앞으로도 힘을 실어 주고 싶다는 답장과 함께 건강한 몸으로 다시 만나자는 인사도 잊지 않았다.

목과 어깨 통증 해소 운동

벽 잡고 어깨와 가슴 근육 늘이기

방법: 1. 어깨와 팔꿈치를 90도 각도로 만들어 벽에 댄다.

2. 팔과 같은 쪽에 있는 발을 앞으로 내민 뒤 무릎을 굽혀 체중을 앞쪽으로 이동시키면서 상체를 앞으로 밀어 준다. 이때 복부가 먼저 나가지 않도록 주의한다.

3. 양쪽을 번갈아 하며, 한쪽 할 때 10초씩 10회 반복한다.

효과: 앞 가슴 근육을 이완시켜 주면 일자목도 개선될 수 있다.

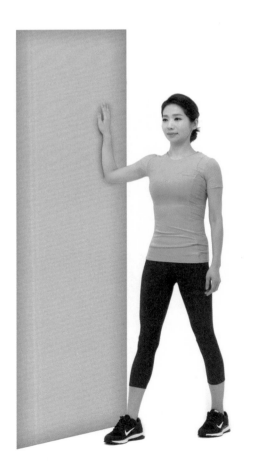
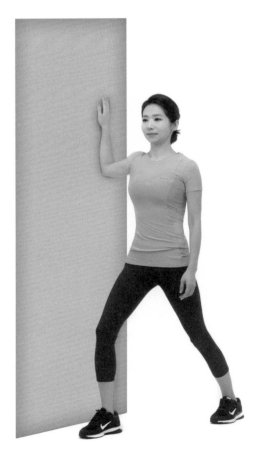

목과 어깨 옆으로 늘이기

방법: 1. 정면을 바라본 상태에서 손바닥으로 정수리를 감싸며 손끝을 당기면서 호흡을 내쉰다.

　　※ 이때, 양쪽 눈이 정면을 보게 하며 반대쪽 어깨에 힘이 들어가지 않도록 주의한다.

　　2. 양쪽 10초씩 10회 반복한다.

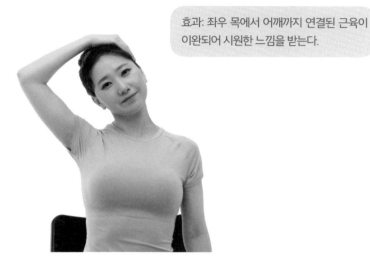

효과: 좌우 목에서 어깨까지 연결된 근육이 이완되어 시원한 느낌을 받는다.

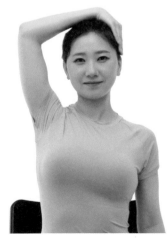

목과 어깨 통증 해소 운동

방법: 1. 정면을 바라본 상태에서 손바닥으로 정수리를 감싸고 머리를 45도 각도로 돌린다.

    2. 45도 측면 방향으로 손끝을 당겨 눌러 준다.

    3. 양쪽 10초씩 10회 반복한다.

효과: 평소 강하게 수축되어 있어 혈액 순환을 방해하는 근육을 이완시킨다.

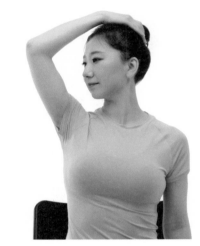

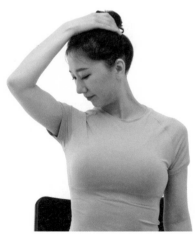

목과 어깨 대각선 늘이기

방법: 1. 시선이 45도로 옆을 향하도록 목을 돌린 뒤, 반대쪽 어깨에 손을 올린다.
　　　2. 어깨가 앞으로 말리지 않도록 바깥쪽으로 지그시 밀어 준다. 이때 반대쪽 어깨에
　　　　힘이 들어가지 않도록 주의한다.
　　　3. 양쪽 10초씩 10회 반복한다.

효과: 나이가 들면서 목과 어깨 라인이 무너지면 의료 시술을 받아도 나이 들어 보이는 것을 막을 수 없다. 이 동작을 꾸준히 하면 목과 어깨 라인이 회복된다.

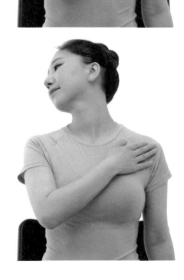

목과 어깨 통증 해소 운동

앞이마 밀기

방법: 1. 양손을 이마에 댄다.
  2. 손으로 이마를 뒤로 미는데 이때, 머리가 뒤로 밀리지 않도록 유지하기 위해 머리는 앞으로 가
   도록 힘을 준다.
  3. 10초씩 10회 반복한다.

효과: 목과 등을 연결하는 대근육은 이완시키고 목뼈 7개를 연결하는 속근육을 강화시켜
준다. 목 통증을 개선함과 동시에 자연스러운 C자 커브를 회복시키기에도 탁월한 운동이다.

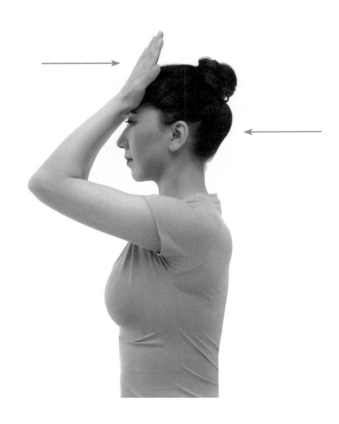

엎드려 W자 만들기

방법: 1. 엎드려 누워 팔을 앞으로 나란히 둔다.
2. 상체를 일으키며 팔꿈치를 당겨 w자를 만든다.
3. 10초씩 20회 진행한다.

효과: 목부터 등과 허리까지 연결된 척추기립근을 강화시킴과 동시에 복근, 엉덩이 근육을 사용해 바른 자세를 만들기에 좋은 운동이다.

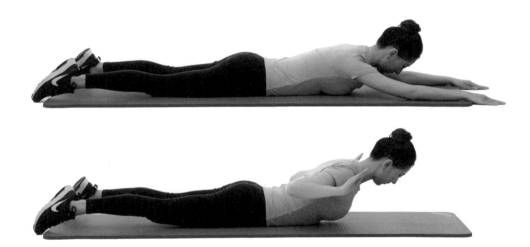

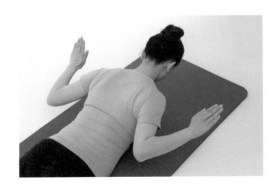

05 근육이 움직여야 뼈의 위치를 바로 잡을 수 있다

"통증이 사라지려면 운동하셔야 해요."

내가 이렇게 말하면, 환자들은 고개를 끄덕이면서도 잘 실천하지 않는다. 그러나 환자 중에서는 수술해야 할 것 같은 상태에서도 긍정적인 생각을 가지고 성실히 운동해서 기대한 만큼의 효과를 보는 사람들도 있다.

어느 날 나이보다 앳돼 보이는 여성이 진료실에 찾아왔다.

"가슴이 답답하고 숨 쉬기가 불편한데, 병원에서 척추에 문제가 있는 것 같다고 하더라고요. 그러고 보니 갈비뼈도 좌우 대칭이 아니라 한쪽은 위로 올라가고 한쪽은 내려와 있어요."

"그럼 혹시 허리나 골반, 다리에 통증은 없나요?"

"허리가 아파서 오래 앉아 있기 힘들고, 가끔 골반과 다리도 아파와요."

가슴 답답함과 갈비뼈의 위치가 다른 것은 척추 측만증의 증상이었다. 만약 어깨나 견갑골의 위치가 다르고 가슴의 위치가 차이가 난다면 측만증을 의심해 봐야 한다. 검사 결과, 이 여성은 척추 측만의 각도가 22도로, 겉으로 보기에도 한쪽 어깨가 올라가고 견갑골이 튀어나와 보일 만큼 흉추부터 요추까지 한쪽으로 심각하게 치우쳐 있는 상태였다.

옆에서 봤을 때 우리 몸의 척추는 목 부위의 경추와 등 부위의 흉추, 그리고 꼬리뼈 부위의 요추가 각각 60도 정도의 각도로 자연스러운 커브를 이루

Doctor's talk

내 몸을 늙게 만드는 운동도 있다?

흔히들 운동을 하라고 하면 매일 숨이 차도록 해야 한다고 생각한다. 그러나 오래 달리기나 심장에 지나치게 무리를 주는 운동은 우리 몸을 오히려 늙게 만든다. 따라서 간헐적 심박이 느껴질 정도의 근력 운동, 스트레칭, 그리고 심장 박동을 늘려 주는 유산소 운동 이 세 가지를 적절히 병행해야만 한다. 아울러 효과적으로 운동을 하려면, 조금씩 운동 강도를 높여 가야 한다. 예컨대 팔굽혀펴기를 한동안 10개씩 했다면, 15개로, 또 다시 20개로 횟수를 늘려야 효과를 볼 수 있다.

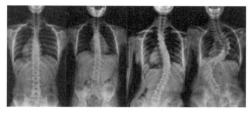

1단계 → 2단계 → 3단계 → 4단계

고 있어야 한다. 그런데 '측만'이란 지나치게 한쪽으로 치우쳐서 만곡을 이루고 있는 상태를 뜻한다. 정면을 보고 찍은 엑스레이를 보면, 척추가 일자로 쭉 뻗어 있지 않고 C자 더블 S자 형태를 하고 있다. 많은 사람들이 척추측만증의 원인을 궁금해 하지만, 아직까지 원인을 밝혀내지는 못했다. 하지만 측만증을 치료하기 위해서는 근육의 균형을 바로잡아야 하기 때문에, 근육 불균형이 측만증의 원인일 것이라 추측하고 있다.

결국 그녀는 일주일에 세 차례 병원에서 운동 치료를 받아야 했다. 우리 병원에서 하는 치료는 모두 똑같다. 뼈를 둘러싸고 있는 인대와 근육의 위치를 바로 잡는 것이다. 근육을 수축하고 이완하려면 내가 스스로 움직여야만 한다. 따라서 적극적인 운동 치료가 가장 중요하다. 내가 늘 환자나 병원 직원들에게 말하듯이 뇌에서 정상이라는 정보 자체를 새롭게 세팅해야 하기 때문이다. 그러려면 최소한 27회 반복해야 하는데, 이는 '최소한'이라는 단서가 붙는다. 즉 그 이상을 해야 할 수 있다는 것이다.

그녀의 경우, 두 달 반이라는 결코 짧지 않은 시간 동안 일주일에 세 번씩 꼬박꼬박 운동 치료를 받은 결과, 측만 각도가 22도에서 12도로 10도나 줄어들었다. 믿기 힘든 결과를 마주한 그녀는 울먹이며 내게 감사 인사를 했다.

"원장님, 그토록 저를 괴롭히던 통증이 많이 사라졌어요. 너무 감사해요."

하지만 나는 오히려 자신의 몸을 아끼고 사랑하며 열심히 운동 치료를 받은 그녀를 박수 치며 칭찬해 주었다.

"운동 치료사 선생님도 애쓰셨지만, 환자분이 치료에 적극적으로 임하지 않았다면 불가능했을 거예요."

마지막으로 그녀는 줄기 세포 치료를 받기 원했고, 통증에서 벗어난 것은 물론이고 근육이 단단해지고 덤으로 피부까지 팽팽해졌다. 우리 몸은 금세 과거의 좋지 않은 상태로 돌아가려 하므로 방심하지 않고 열심히 운동해야 한다. 이는 자신의 몸을 아끼고 사랑하는 마음이 있어야만 가능한 일이다.

근육의 균형을 잡아 주는 운동

팔 다리 교차해 들기

방법: 1. 매트 위에서 기어가는 자세를 만들어 준다.

2. 팔과 다리를 교차해 들어 준다.

※ 이때, 골반이 한쪽으로 기울어지지 않도록 하며, 복부와 엉덩이에 힘을 주어 허리가 아래쪽으로 꺾이지 않도록 한다.

3. 양쪽 번갈아 가며 10초씩 10회 반복한다.

효과: 매일 좌우 교차하며 10초 이상 유지, 10회 이상 하면 튼튼한 척추를 만들 수 있다. 또 몸의 탁월한 균형 감각이 생긴다. 척추를 강화시키고 골반 균형을 잡아 주는 운동이다.

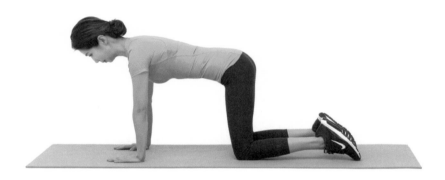

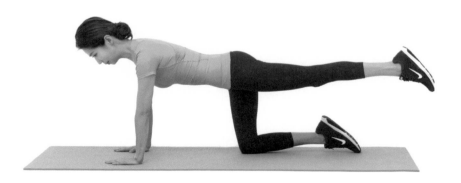

폼 롤러 위에서 다리 올리기

방법: 1. 폼 롤러 위에 등을 반듯하게 대고 누워 다리를 올려 준다.

      2. 다리를 90도로 유지한 상태에서 한쪽씩 교차해 들어 올린다. 이때 허리는 폼 롤러를 누르듯 고정시키고 다리는 천천히 움직여야 운동 효과가 크다.

효과: 하복부와 동시에 심부근육 밸런스 향상에 매우 효과적인 운동이다.

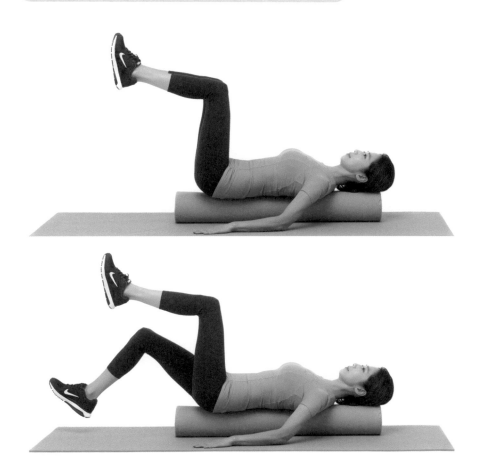

근육의 균형을 잡아 주는 운동

옆구리 늘이기

방법: 1. 앉은 상태에서 한쪽 다리는 바깥쪽으로 쭉 펴고, 반대편 다리는 몸 안쪽으로 구부린다.

2. 양손을 깍지 껴서 머리 뒤에 고정시킨 뒤 발끝을 몸 쪽으로 당긴다.

3. 숨을 내쉬면서 상체를 옆으로 천천히 내려 옆구리를 늘여 준다.

※ 이때, 운동할 때는 정면을 바라보며, 팔꿈치가 앞으로 구부러지지 않도록 주의한다.

4. 10초씩 10회 반복한다.

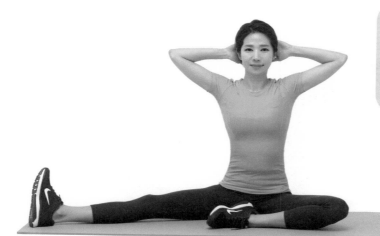

효과: 허벅지 안쪽에 있는 내전근을 이완시키고, 짧아진 옆구리 근육을 늘려 주는 운동이다. 꾸준히 하면, 무릎 관절이 탄탄해져 예쁜 다리 라인을 만들 수 있다.

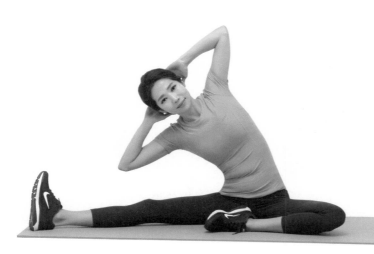

한 다리 펴고 몸통 비틀기

방법: 1. 한 쪽 다리는 펴고 반대편 다리는 접고 앉는다.
2. 한 손은 편 다리 발끝을 잡고 나머지 손은 머리에 대고 몸통을 비틀어 근육을 늘려 준다.
3. 10초씩 양쪽 번갈아 가며 10회씩 진행한다.

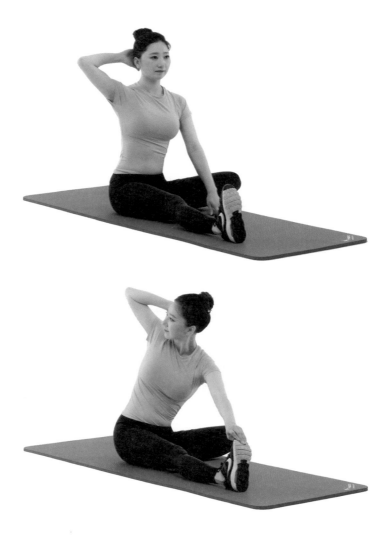

근육의 균형을 잡아 주는 운동

팔 벌려 상체 들어 올리기

방법: 1. 볼을 배에 대고 발을 벽에 고정시켜 준다.

2. 벽에 발을 지탱하는 힘과 함께 엉덩이에 힘을 주고 상체를 들어 올린다.

※ 이때, 과도하게 허리를 들지 않도록 하며 천천히 상체를 올려 준다.

3. 10초간 유지하며 20회 진행한다.

효과: 전신 근육을 사용하는 운동이다. 큰 근육을 사용하여 칼로리 소모량과 혈류량을 증가시킴과 동시에 볼 위에서 밸런스를 유지할 수 있다. 코어 근육을 자극하는 운동이다.

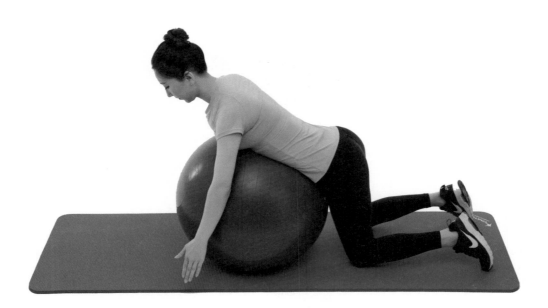

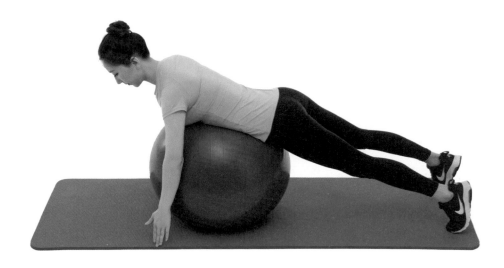

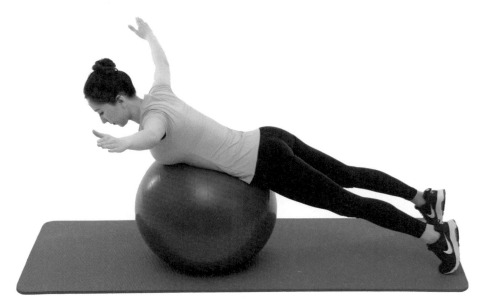

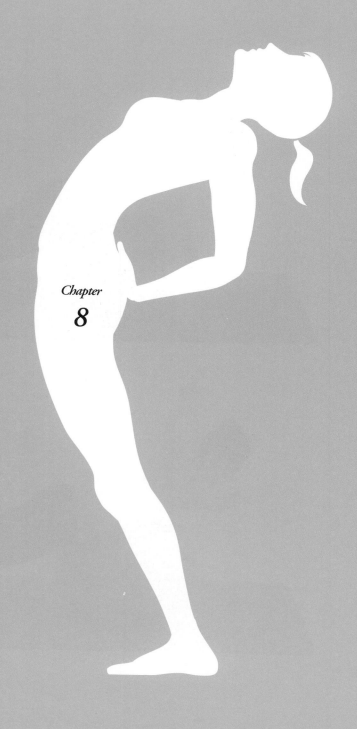

Chapter

8

생체 시계를 되돌리는
통증 ZERO 홈트

01 항상 가슴이 답답했는데,
숨 쉬기가 편해졌어요

통증으로 인해 병원을 찾는 환자들을 보면 당뇨나 고혈압, 고지혈증, 심근경색 등 만성 질환 한두 개씩은 다 가지고 있다. 통증도 만성 질환도 다 노화로 인한 것이다. 나도 이제 50대인 탓에 그들의 아픔이 남 일처럼 여겨지지 않고, 생체 나이를 줄여 하루라도 빨리 통증에서 벗어나게 하고 싶은 마음에 무슨 치료든 하나라도 더해 주곤 한다.

내가 잘 아는 선교사 한 분도 그런 케이스였다. 그분은 만성 질환인 고혈압과 당뇨, 고지혈증을 앓고 있는 데다 심근경색 치료를 위해 스텐트 삽입술까지 받았다. 두 개의 스텐트가 좁아진 관상동맥을 확장시켜 주고 있었지만 늘 온몸에 통증을 안고 살았다.

그러던 어느 날 그가 급하게 귀국을 했다. 자꾸 가슴을 쥐어짜는 듯한 통증이 느껴졌기 때문이다. 검사를 받아 보니 스텐트를 삽입한 부위가 좁아져서 혈액이 제대로 흐르지 못해 조금만 늦었어도 자칫 위험해질 수 있는 상황이었다. 결국 스텐트를 하나 더 삽입하는 수술을 받았다. 총 세 개의 스텐트가 삽입돼 심장 박동이 원활하도록 지탱해 주고 있는 셈이다. 그런데 문제는 수술 후에도 증상이 사라지지 않는 것이었다.

"왜 계속 숨이 차고 답답할까."

아니나 다를까. 심장을 먹여 살리는 관상동맥 중 하나가 제 기능을 못하고 있었다. 다시 선교지로 가야 하는 급박한 상황이었기에, 나는 의사로서 줄기 세포 치료를 권했다.

그는 한 차례 줄기 세포 치료를 받고 선교지로 돌아갔다. 그리고 얼마 뒤 전화 통화를 하는데, 목소리에서 전과 다르게 힘이 느껴졌다.

"숨 쉬기가 굉장히 편해졌어요. 게다가 인슐린을 맞아도 잘 잡히지 않던 혈당

Doctor's talk

도 안정이 됐지 뭐예요."

우리 몸의 생체 나이를 결정짓는 중요한 요소는 DNA 끝에 있는 텔로미어의 길이다. 실제로 텔로미어 길이를 검사해 보면 실제 나이보다 텔로미어가 긴 사람이 있는가 하면, 짧은 사람도 있다. 텔로미어는 세포가 분열할 때마다 점점 짧아져서 결국에는 완전히 없어지는데, 이때 세포도 분열을 멈추고 사멸하고 만다. 그렇다면 텔로미어의 길이를 유지시키는 방법은 없을까? 있다. 적당한 운동과 적당한 스트레스, 선별된 음식이 텔로미어의 길이를 유지시켜 준다. 여기서 적당한 운동이란 간헐적으로 심박이 느껴질 정도로 근력 운동과 스트레칭, 유산소 운동을 병행해 호르몬 분비에 긍정적인 영향을 주는 것을 뜻한다.

그리고 텔로미어 길이를 유지하기 위한 가장 직접적인 방법은 줄기 세포 치료이다. 줄기 세포란 쉽게 말해, 내 몸속에 있는 아직 미래가 결정되지 않은 어린 세포다. 그런데 줄기 세포는 혈관을 통해 주입하면 신기하게도 재생 불가능한 상태 즉 '사형 선고를 받은' 세포부터 찾아간다. 간 기능이 떨어졌거나 심장 박동이 느려졌거나 췌장에서 인슐린 분비가 제대로 이루어지지 않는 등 노화로 인한 증상들이 나타날 때 줄기 세포를 주입하면, 가장 많이 손상된 부위로 빠르게 찾아가 세포 재생을 돕는다. 무엇보다 가장 좋은 점은, 혈관을 통해 주입하므로 혈관 내피를 재생시켜 동맥경화, 심근경색 등 뇌혈관 문제 해결에도 도움을 준다는 것이다. 따라서 위의 사례처럼 극심한 혈관 질환을 앓고 있는 데다 빠르게 효과가 나타나야 하는 경우에 줄기 세포는 신의 한 수가 될 수 있다.

10살 젊어지는 운동

사이드 스텝 스쿼트 (스쿼트 하면서 좌우 한발씩 옮기기)

방법: 1. 제자리 서서 준비
2. 양 옆으로 이동하면서 무릎이 앞으로 과도하게 나오지 않도록 90도 앉기
3. 제자리로 오고 다음 발 옆으로 이동하며 좌우로 한발씩 움직이면서 앉았다 일어섰다 반복
4. 양쪽 번갈아 20회 진행

효과: 대표적인 대근육인 대퇴사두근 운동으로 핼액 순환을 빠르게 하는데 효과적이다. 칼로리 소모량이 많아 체중 감소를 원하는 분이라면 강력 추천한다.

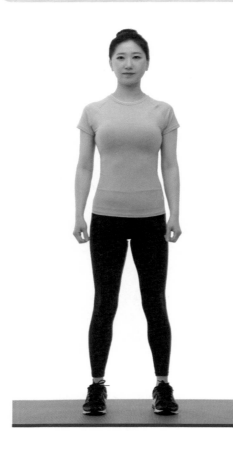
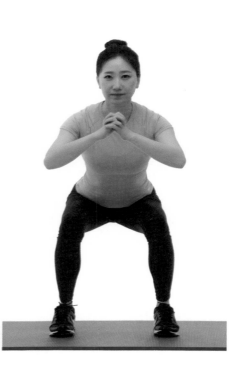

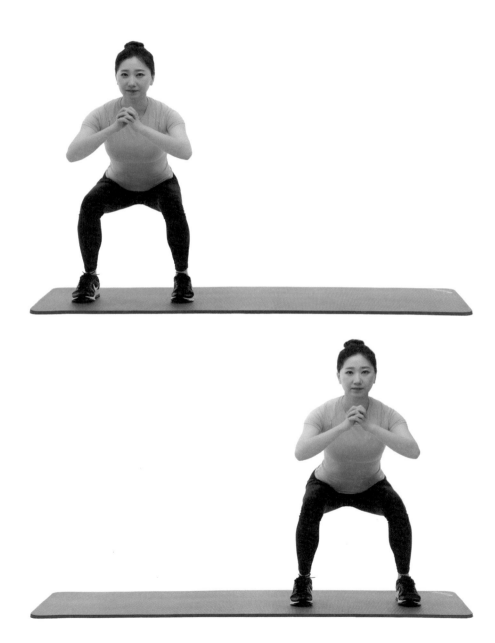

10살 젊어지는 운동

전신 늘이기

방법: 1. 손가락은 깍지를 끼고 팔을 위로 높게 뻗는다.
   2. 다리가 교차되도록 앞 뒤로 놓을 때 무릎이 구부러지지 않도록 한다.
   3. 앞쪽에 놓인 다리와 대각선으로 팔을 쭉 뻗어 옆구리를 늘려 준다.

효과: 전신을 자극하는 운동으로 겨드랑이 안쪽부터 골반 안쪽의 보이지 않는 곳의 근육까지 이완시켜 준다.

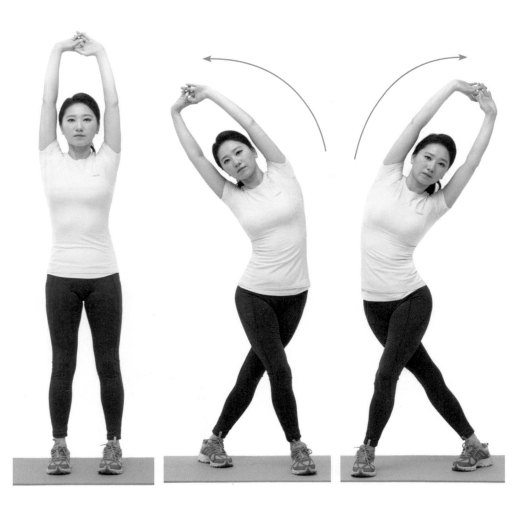

옆으로 누워 다리 들기

방법: 1. 팔꿈치를 90도로 한 채 옆으로 누워, 엉덩이는 바닥에 붙인다.

    2. 엉덩이를 들어 올려 상체와 하체가 대각선이 되도록 만들어 10초간 유지한다.

    ※ 이때 엉덩이가 뒤로 빠지지 않도록 하며 몸통과 허벅지 안쪽 근육을 조여 몸 전

        체가 흔들리지 않게 한다.

    3. 10초씩 20회 반복한다.

효과: 외복사근을 강화하는 운동으로, 어깨와 몸통, 고관절 근육들을 탄탄하게 만들어 주는 전신 운동이다.

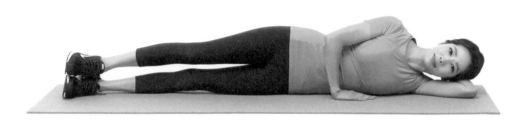

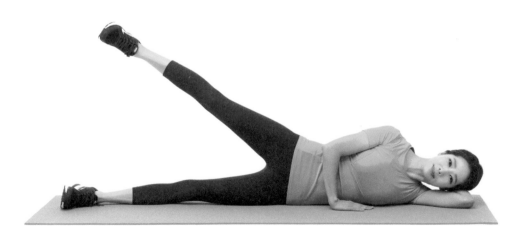

02 온몸이 안 아픈 데가 없어요

"원장님, 온몸이 안 아픈 데가 없어요."

40대에서 60대에 이르기까지 진료실에 찾아오는 환자들이 호소하는 주된 증상은 "온몸이 다 아프다."는 것이다. 검사를 해 보면 정말 허리 디스크나 골반 불균형은 기본이고 일자목에 어깨 충돌 증후군, 휜 다리나 무릎 관절염 등 문제가 없는 곳이 없다. 그러니 "온몸이 안 아픈 데가 없다."는 말이 나올 법도 하다. 노화로 인한 것이기는 하나, 이토록 복합적인 문제가 생기도록 몸을 돌보지 않은 환자들을 보면 안타깝기도 하다.

그런 환자들은 첫인상부터 아픈 기색이 역력하다. 통증 탓에 저절로 인상이 찌푸려지니 미간과 눈가의 주름살만 더 깊어진다. 효과 좋은 시술로 피부를 팽팽하게 만든다고 해서 해결되는 문제가 아니다. 겉으로 보이는 부분만 관리한다고 해서 노화 때문에 생기는 통증을 막을 수는 없기 때문이다. 중요한 것은 우리 몸은 1초도 쉬지 않고 계속 퇴행하고 있다는 사실이다. 노화로 인한 통증은 누구에게나 찾아오기 때문에, 우리 병원에는 시어머니와 며느리, 어머니와 딸, 자매가 함께 통증 치료를 받기 위해 찾아오는 경우가 참 많다.

어느 날 70대 시어머니와 50대 며느리가 함께 병원에 왔다. 검사 결과, 시어머니와 며느리 둘 다 허리와 골반, 어깨 등 안 아픈 데가 없었고 도수 치료와 운동 치료를 받도록 했다. 통증이 어느 정도 사라지자 시어머니는 줄기 세포 치료까지 받고 "살 것 같아요. 근육이 탄탄해진 느낌이에요."라며 무척이나 흡족해 했다. 몸에 근력이 생기면 관절을 단단하게 지탱해 주어 활력을 되찾게 된다. 게다가 얼굴에 환한 미소가 번지니 주름살도 사라지는 것 같았다. 시어머니는 70대의 나이지만 계속해서 사업체를 경영하면서 전보다 더 활발히 활동하고 있다.

며느리 역시 허리와 무릎의 통증으로 무기력했지만, 도수 치료와 운동 치료

Doctor's talk

줄기 세포 치료, 잘 알고 받으세요!

줄기 세포 치료를 하다 보면 "전에 줄기 세포 치료를 받았는데 효과가 없었다."고 말하는 환자들이 많다. 그렇다면 두 가지를 잘 확인해 보자. 첫째, 240cc의 혈액에서 1억 개 이상의 줄기 세포를 추출할 수 있어야 한다. 실제로 많은 연구 결과를 보면 주입하는 줄기 세포 수가 적어도 6~7억 개는 돼야 효과를 볼 수 있다고 한다. 둘째, PRP(자가 혈소판 풍부 혈장 치료술)와 혼동하는 경우다. PRP는 10여 년 전부터 관절 재생을 통한 통증 치료와, 피부 미용을 위해 사용돼 왔다. 줄기 세포 효과가 있다고 광고하지만, 실제로는 효과가 없다.

를 하면서 통증이 사라진 것은 물론이고 갱년기와 여러 가지 스트레스로 힘들었던 몸과 마음이 회복됐다. 그렇게 치료 효과를 톡톡히 본 환자들은 대체로 가족을 차례차례 병원에 데려온다. 이번에는 며느리가 자신의 언니를 데려왔다.

"대학 병원에 갔지만 특별히 치료해 줄 게 없다고 하더라고요. 원장님이라면 무슨 방법이 있을 거 같아서 언니를 데려왔어요."

아직 60대 초반임에도 불구하고 혼자서는 걷기조차 힘들고, 보행 보조기에 의지해 한 발 한 발 힘겹게 내딛는 모습을 보며, 마치 내 언니를 보는 것처럼 안타까웠다. 이토록 몸이 안 좋아질 때까지 효과적으로 치료받지 못한 현실에 마음이 착잡해졌다.

검사 결과, 허리 디스크는 물론이고 고관절까지 상태가 좋지 않았다. 나이가 들면서, 혹은 잘못된 생활 습관으로 인해 허리와 고관절은 퇴행성 질환이 나타날 수밖에 없고, 체중을 골고루 분산하지 못하게 되면서 무릎 관절의 문제로까지 이어질 수 있다. 허리나 고관절은 움직이면 통증이 발생하는데, 통증이 다리, 허리, 엉덩이뼈까지 전체적으로 퍼져나간다. 일찍 병원을 찾아오면 도수 치료와 운동 치료, 재활 치료로 좋아질 수 있지만, 방치하면 아픈 부위가 괴사되거나 근육에 염증이 생기는 등 상태가 악화돼 보존적인 치료만으로는 회복할 수 없게 된다.

이 환자의 경우, 고통스러운 통증으로 인해 저하된 삶의 질을 회복시키기 위해 줄기 세포 치료가 꼭 필요했다. 통증 치료를 위해 신체 나이를 되돌려야 하는데 줄기 세포 치료가 도움을 준다. 줄기 세포 치료는 효과를 높이기 위해 전 처치, 줄기 세포 주입, 후 처치의 3단계로 이루어진다. 그녀는 줄기 세포 치료를 받고, 운동 치료도 꾸준히 하며 조금씩 통증에서 벗어나 잃어버린 일상을 되찾고 있다.

10살 젊어지는 운동

옆으로 다리 들어 올리기(고관절)

방법: 1. 기어가는 자세를 취한 뒤 양 무릎을 골반너비로, 양손은 어깨너비로 벌린다.

2. 한쪽 다리를 90도로 세워 유지한 상태에서 반대편 다리를 그대로 옆으로 들어 올려 5초간 유지한
뒤 제자리로 내려온다.

※ 이때, 반대쪽 골반이 옆으로 밀리지 않도록 주의한다.

3. 양쪽을 번갈아가며 5초씩 10회 진행한다. 다리가 많이 올라가지 않는 쪽은 운동 횟수를 늘린다.

효과: 고관절 주변 근육을 강화시켜
통증을 개선할 수 있다.

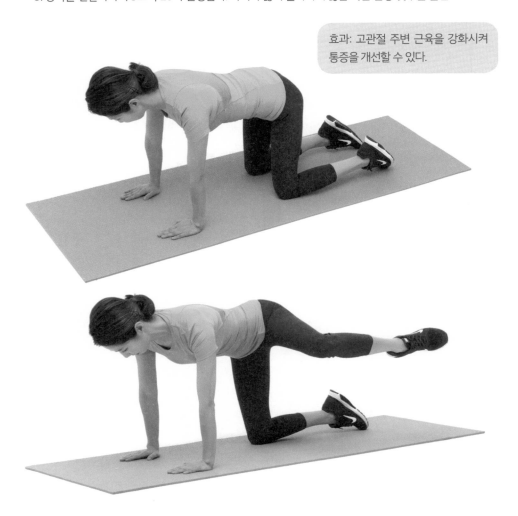

골반 좌우로 움직이기

방법: 1. 짐볼 위에서 머리부터 갈비뼈까지 상체를 고정하고 골반을 한쪽으로 천천히 끌어올리듯이 옆으로
밀어 준다.
※ 이때, 좌우 어깨가 고정되어야 하며 옆으로 밀 때 숨을 내쉬고 제자리로 돌아올 때 들이마신다. 다
시 반대쪽으로 밀 때 숨을 내쉬고 제자리로 돌아올 때 들이마시기를 반복한다.
2. 5초씩 밀어 주며 3분간 반복한다.

효과: 골반 움직임을 자연스럽게 유지하는 것이 젊음을 유지하는 것이다.
허리가 건강해질 뿐 아니라 나이답지 않게 유연하다는 말을 들을 것이다.

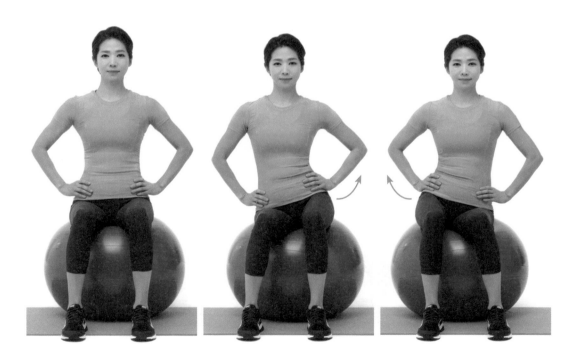

폼 롤러를 이용한 꼬리뼈 마사지

방법: 1. 등을 대고 누워 꼬리뼈 밑에 폼 롤러를 댄 후 다리를 90도로 들어 올린다.
　　　2. 들어 올린 다리를 좌우로 움직이며 꼬리뼈를 충분히 마사지한다.

효과: 어깨가 들리거나, 다리가 움직이는 방향으로 상체가 따라가지 않도록
한다. 꼬리뼈 주변 근육을 풀어 주며 수축된 엉덩이 근육을 마사지할 수 있다.
또한 엉덩이 주변 경직된 근막을 푸는 데도 효과적인 운동이다.

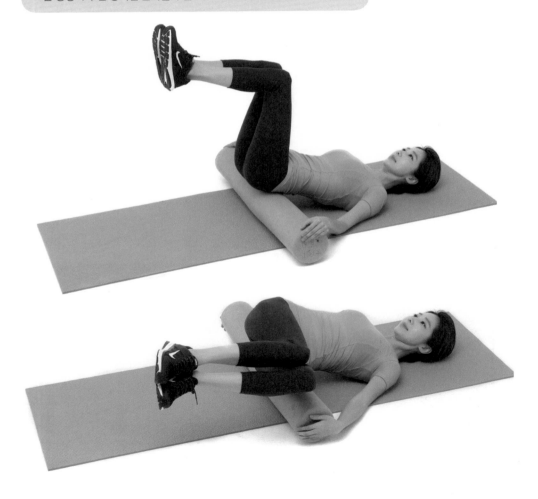

누워 무릎 벌리기

방법: 1. 무릎을 세우고 누운 상태에서 밴드를 묶어 준다.

2. 무릎을 바깥쪽으로 밀어 주며 유지시켜 준다.

※ 이때, 어깨에 힘이 들어가지 않도록 하며 허리가 꺾이지 않도록 주의한다.

3. 10초씩 20회 진행하고, 허리가 뜨지 않도록 주의하며 골반을 고정시킨다.

효과: 밴드를 이용한 탄력 저항 운동은 정적인 자세에서 근력을 키우는 데 효과가 탁월하다. 고관절 외측과 골반 내측 근육을 강화시켜 허리 통증 개선과 고관절 통증 개선에 좋다.

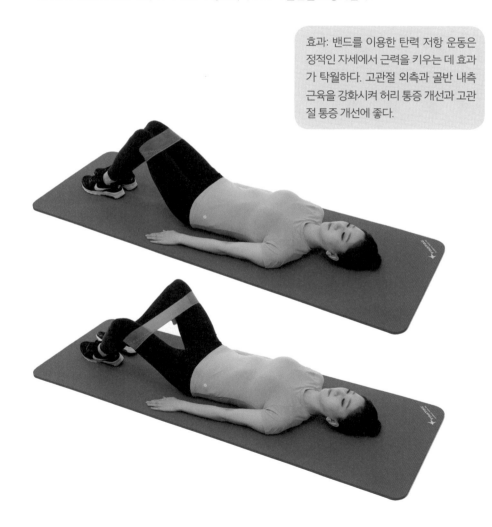

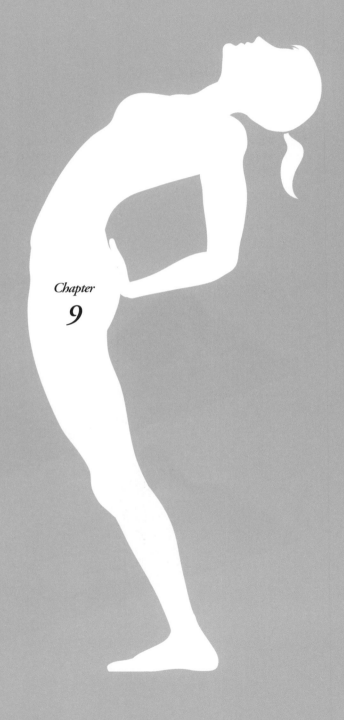

Chapter
9

당뇨와 혈압에 좋은
통증 ZERO 홈트

당뇨에 효과적인 운동

스쿼트 하면서 좌우 한발씩 걷기

방법: 1. 제자리에 서서 준비한다.

2. 양 옆으로 이동하면서 무릎이 앞으로 과도하게 나오지 않도록 90도로 앉는다.

3. 제자리로 오고 다음 발 옆으로 이동하며 좌우로 한 발씩 움직이면서 앉았다 일어섰다를 반복한다.

4. 양쪽 번갈아 가며 20회 진행한다.

효과: 당뇨 환자들은 대근육 사용량을 높여 주면 인슐린 민감도와 활성화를 증가시킬 수 있다. 우리 몸에서 가장 큰 근육인 허벅지 대퇴사두근을 건강하게 하는 게 가장 중요한 운동이다..

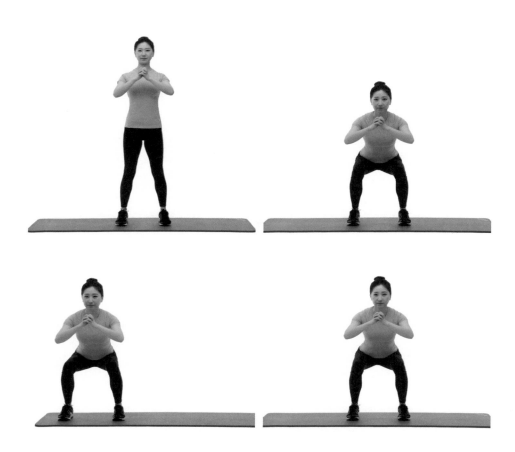

엎드려 W자 만들기

방법: 1. 엎드려 눕는다.
      2. 상체를 일으키며 팔꿈치를 당기며 W 모양으로 만든다.
      3. 10초씩 20회 진행한다.

효과: 목, 어깨와 주변 근육을 사용하지만 허리와 복부에 강한 힘을 줘야 하기 때문에 생각보다 많은 근육이 사용된다. 날개와 배의 사이 능형근을 수축시켜 등을 펴 주고 자세를 좋게 만들어 주는 효과가 있다.

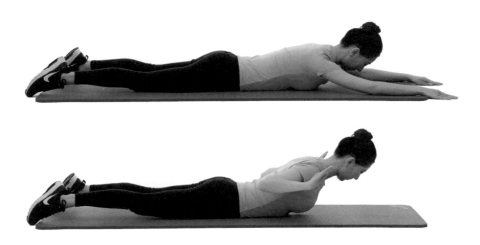

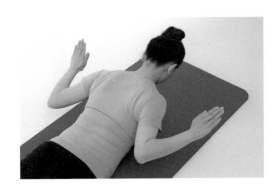

당뇨에 효과적인 운동

레터럴 레이즈

방법: 1. 제자리에 서서 준비한다.(앉아서 해도 됨)
　　　2. 밴드 혹은 생수병으로 양쪽 무게가 같도록 하여 팔꿈치를 구부려 들어올린다.
　　　3. 5초씩 20회 진행한다.

효과: 우리 몸의 근육 중에 하나인 광배근을 쉽게 운동할 수 있는 방법이다. 어깨와 등근육을 동시에 사용할 수 있다.

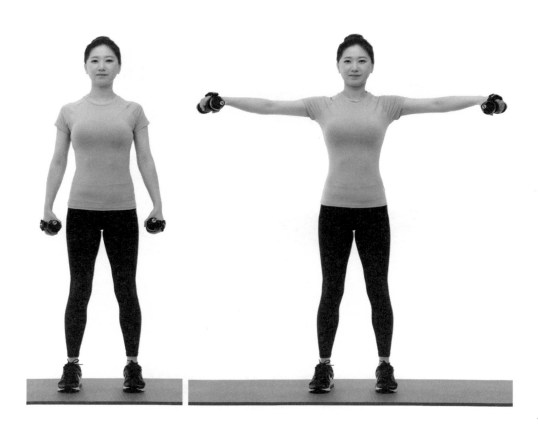

몸통 다리 함께 올리기

방법: 1. 바르게 하늘을 보고 눕는다.
    2. 팔을 머리 위로 뻗어 두 손을 포갠다.
    3. 양 발은 무릎을 접어 놓고 상체를 접어 올리면서 한 쪽 다리를 편다.

효과: 복근과 다리 근육을 자극하고 어깨 안쪽을 유연하게 도와주는 복합 동작이다. 쉬지 않고 계속 반복하면 근력 운동과 유산소 운동을 병행하는 효과를 얻을 수 있다.

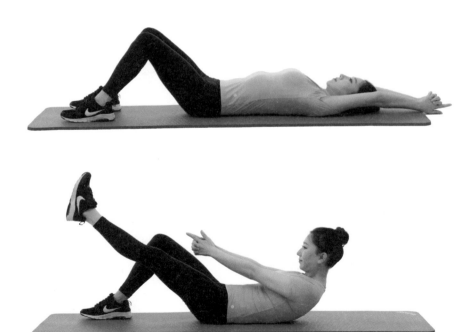

혈압에 효과적인 운동

5 Mim 유산소

방법: 1. 멀리 나가지 않고 제자리에서 걷는다.
    2. 조금 속도를 빨리한다.

효과: 평소보다 심박수를 높이고 근력을 강화시켜 주는 운동을 병행하여 칼로리 소모량을 증가시키는 것이 혈압을 낮추는데 좋다. 제자리 뛰기는 천천히 산책을 하는 것보다 좋다. 몸 전체 혈류 개선에 탁월한 효과가 있다.

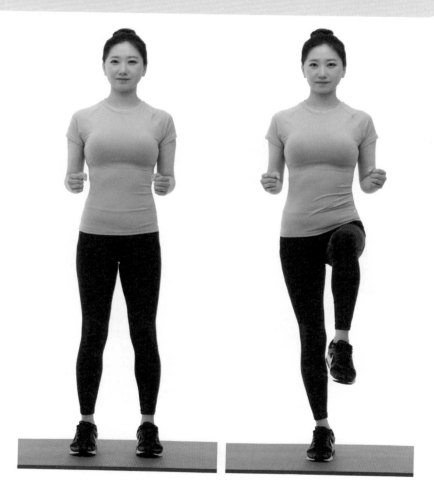

양팔을 움직이며 무릎을 90도 굽혀서 올리도록 한다. 무릎을 올리지 않고 하는 것은 효과가 없다.

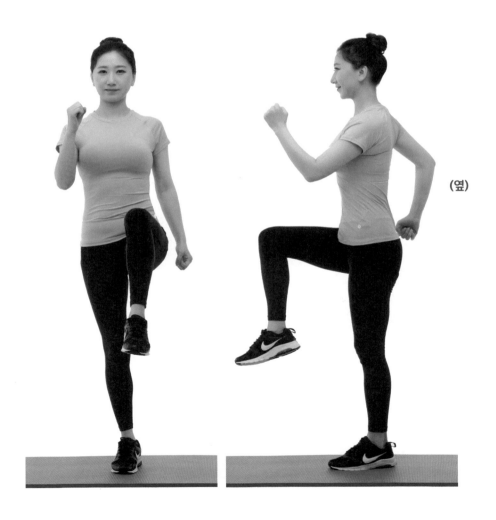

(옆)

혈압에 효과적인 운동

몸통 비틀며 무릎 들어 올리기

방법: 1. 양손을 머리 위에 올린다.
    2. 몸통 비틀며 무릎 들어 올린다.

칼로리 소모에 효과적이며 엉덩이와 허벅지 근육을 사용하는 복합 운동이다. 속근육을 사용해야 혈류량 개선에 효과가 있다.

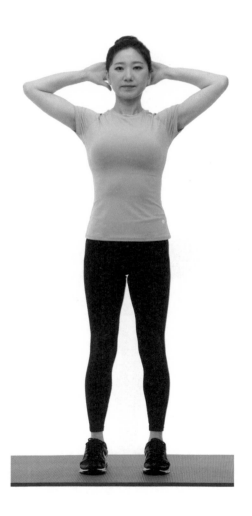

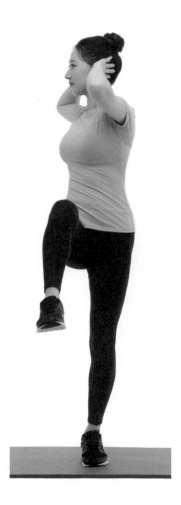

한손 펴며 로우 킥

방법: 1. 양팔을 어깨 높이로 든다.
　　　2. 팔을 앞으로 뻗고 무릎을 펴서 올린다.

리드미컬한 동작으로 유산소와 근력 운동이 섞인 복합 운동이다. 평소보다 심박동이 조금 빨라지도록 한다. 맨 마지막 동작에서는 들어올리는 무릎을 펴야 편안하다.

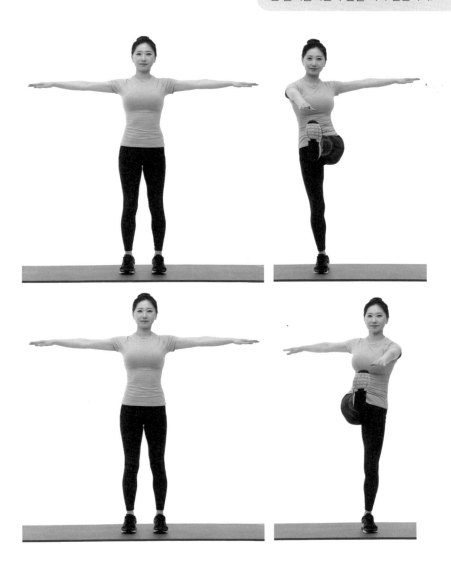

혈압에 효과적인 운동

공 위에 앉아 바운스하며 머리위 손뼉치기

방법: 1. 공에 바르게 앉는다.
      2. 공 위에서 바운스를 주며 양팔을 벌려 손뼉을 친다.
      3. 5분 동안 진행한다.

효과: 짐볼 위에 앉아 있는 것으로 심부근육이 밸런스를 유지할 수 있다. 양팔을 벌렸다가 손을
위로 올리는 과정을 반복하면 심박동이 빨라지는 것을 느낄 수 있다.

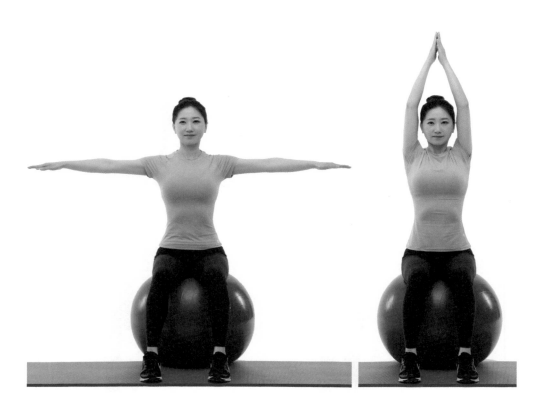

제자리 사이드 런지

방법: 1. 골반 너비보다 넓게 선 상태에서 한쪽 다리를 굽힌다.
2. 한쪽 다리를 굽히고 반대쪽 다리는 무릎을 펴 준다.
※ 이때, 굽힌 무릎은 발끝보다 나가지 않게 주의하며 상체를 세우려고 노력하며 골반의 무게 중심이 굽힌 무릎 쪽으로 가도록 한다.
3. 5초씩 번갈아 가며 양쪽 20회 진행한다.

효과: 엉덩이 근육과 다리의 내측 외측 근육을 사용하는 운동이다. 무릎을 튼튼하게 하고, 다리 내측 근육을 이완시키는 동작으로 밸런스에 자신감이 생기면 의자 없이 시도해도 좋다.

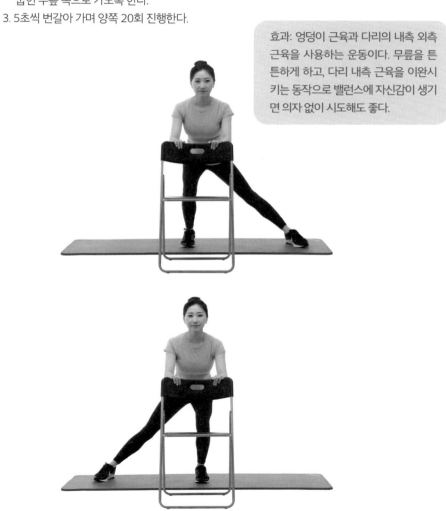

혈압에 효과적인 운동

팔 벌려 상체 들어 올리기

방법: 1. 볼을 배에 대고 발을 벽에 고정시켜 준다.

2. 벽에 발을 지탱하는 힘과 함께 엉덩이에 힘을 주고 상체를 들어 올린다.

※ 이때, 과도하게 허리를 들지 않도록 하며 천천히 상체를 올려 준다.

3. 10초씩 20회 진행한다.

효과: 전신 근육을 사용하는 운동이다. 큰 근육을 사용하여 칼로리 소모량과 혈류량을 증가시킴과 동시에 볼 위에서 밸런스를 유지하기 위해 코어 근육을 자극하는 매우 좋은 운동이다.

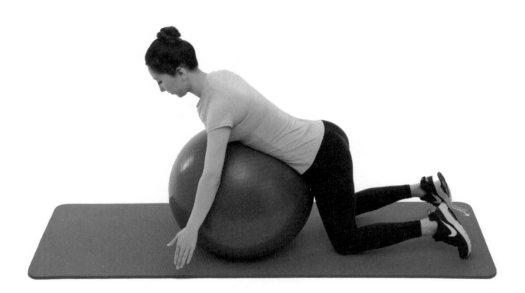

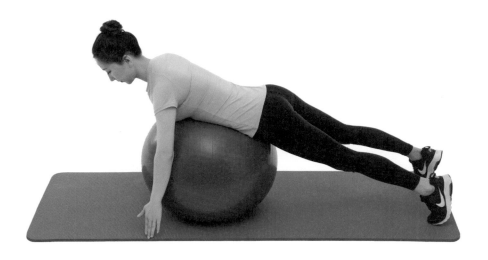

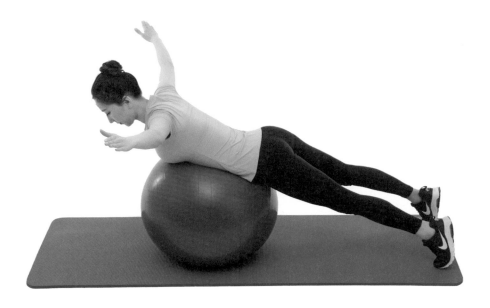

통증은 우리 몸의 균형이 깨지면서 나타나는 신호다.
이 신호를 무시하지 않는다면 얼마든지 치료가 가능하다.
우리 몸의 현 주소는 자기가 만든 것이며
내 인생의 성적표나 마찬가지다.

_ 강남세란의원 김수연 원장

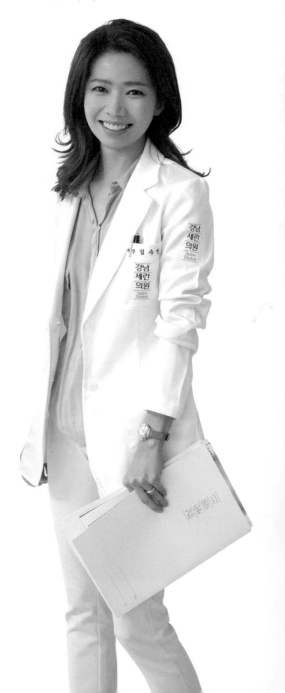

신체나이 10살 젊어지는 부위별 스트레칭

통증 제로 홈트

초판 1쇄 발행 2017년 8월 14일
개정증보판 발행 2021년 8월 23일

지은이 김수연
펴낸이 이범상
펴낸곳 (주)비전비엔피 · 이덴슬리벨

기획 편집 이경원 현민경 차재호 김승희 김연희 고연경 최유진 황서연 김태은 박승연
디자인 최원영 이상재 한우리
마케팅 이성호 최은석 전상미 백지혜
전자책 김성화 김희정 이병준
관리 이다정

주소 우)04034 서울시 마포구 잔다리로7길 12 (서교동)
전화 02)338-2411 | **팩스** 02)338-2413
홈페이지 www.visionbp.co.kr
이메일 visioncorea@naver.com
원고투고 editor@visionbp.co.kr

등록번호 제2009-000096호
ISBN 979-11-88053-97-1 13510

도서에 대한 소식과 콘텐츠를
받아보고 싶으신가요?